1. Einleitung

Gesundheitsorientierte Sportangebote gehören mittlerweile zum Pflichtangebot von Sportvereinen, Fitnessstudios und verschiedenen Bildungsträgern. Am häufigsten werden Kurse ausgeschrieben, die in erster Linie der Verbesserung der Kraft und Beweglichkeit dienen, um Problemen des Bewegungsapparates vorzubeugen. Auch wenn die Bezeichnungen dieser Angebote sehr unterschiedlich sind, haben sie gemeinsam, dass sie sich an der Funktion des Bewegungsapparates orientieren. Erkenntnisse aus der funktionellen Anatomie, der Bewegungslehre, Trainingslehre und Psychologie werden genutzt, um Bewegungsprogramme anbieten zu können, die die Gelenk- und Muskelfunktion erhalten und unterstützen. Im Mittelpunkt sollte dabei der Mensch als Ganzes stehen, d.h. sein physisches, psychisches, soziales und emotionales Wohlbefinden und nicht seine isolierte Körperlichkeit.

Das vorliegende Buch soll allen Übungsleitern, Physiotherapeuten, Trainern, Sportstudenten, Sportlehrern und Referenten auf diesem Gebiet Anregungen geben, wie sie ihre Stunden abwechslungsreicher gestalten können.

Im Gegensatz zu anderen Büchern zum Themenkomplex „Kräftigen, Dehnen und Entspannen" werden hier komplette Stundenbilder zusammengestellt, um das oft mühevolle Zusammenstellen einer Übungsstunde zu vermeiden. Zu jeder Einheit werden ein passendes Aufwärmprogramm sowie ein Stundenausklang präsentiert. Zusätzlich werden Vorschläge gemacht, wie die einzelnen Übungen variiert werden können, um den Schwierigkeitsgrad an die jeweilige Gruppe anzupassen. Eine Spiel- und Übungsübersicht am Ende des Buches soll den Gebrauch zusätzlich erleichtern.

Ich danke allen, die mir geholfen haben, dieses Vorhaben in die Tat umzusetzen, besonders meinem Mann Olaf für die Geduld beim Erstellen der Fotos, Annelie und Ivonne, Sandra, Silke, Brit und Iris für die Energie und den Zeitaufwand beim Modellstehen. Weitere Hilfestellung bekam ich von Uschi Selchow, dem Team des 4Fun in Hasbergen und nicht zu vergessen von den Teilnehmern meines Kleine Spiele-Seminars in Oldenburg. Außerdem möchte ich mich bei Friedhelm Kreiß bedanken, der meiner Idee zum Start verholfen hat.

Viel Spaß beim Umsetzen der Ideen
Heike Ringat

2. Hinweise für den Übungsleiter

2.1 Aufbau einer Übungsstunde

Unabhängig von der Dauer einer Übungsstunde sollte jede Einheit zum Thema Funktionsgymnastik nach der Begrüßungsphase eine Aufwärmung, einen Hauptteil und einen Stundenausklang beinhalten.

Aufwärmung: Die Aufwärmung dient der allgemeinen Erwärmung der Muskulatur und der Einstimmung auf die Stunde. Beachtung finden sollte hier, dass zunächst große Muskelgruppen mit geringer bis mittlerer Intensität bewegt werden. Im Verlauf der Erwärmung einer Funktionsgymnastikeinheit reicht diese Form der Aufwärmung bereits aus, so dass auf Dehnübungen verzichtet werden kann (vgl. u.a. JORDAN/ LINSE 2002). Aufgegriffen werden sollte an dieser Stelle allerdings der Bereich der Koordination, um die Alltagsmotorik zu verbessern und damit Verletzungen vorzubeugen. Spiele, die die o.g. Intensität nicht überschreiten, können ebenfalls Verwendung finden.

Hauptteil: Als Inhalt im Hauptteil kommen vorrangig Übungen zum Tragen, die die Verbesserung der Kraft zum Ziel haben. Es bietet sich jedoch an, auch das Thema Dehnung im Hauptteil zu bearbeiten, um den Teilnehmern die unterschiedlichen Methoden nahe zu bringen. Sollten die Einheiten eine Dauer von mehr als 60 Minuten haben, können auch Tipps zur Haltungs- und Bewegungsschulung einfließen.

Abschluss: Die Abwärmung einer Einheit beinhaltet Verfahren und Spiele zur Entspannung und Körperwahrnehmung. Verschiedene Methoden zur Verbesserung der Beweglichkeit können ebenfalls Anwendung finden.

2.2 Durchführung der Kräftigungsübungen

Kräftigungsübungen im Rahmen der Funktionellen Gymnastik dienen dem Erhalt bzw. der Verbesserung der Belastbarkeit des Stütz- und Bewegungsapparates und der Vorbeugung von Beschwerden des Bewegungsapparates (z.B. Rückenbeschwerden). Bevorzugte Methoden für Kräftigungsübungen im gesundheitsorientierten Training sind die Kraftausdauer- und die Hypertrophiemethode. Leider beziehen sich wissenschaftliche Erkenntnisse zur Effektivität der einzelnen Methoden auf Prozentangaben im Verhältnis zur Maximalkraft. Da die Durchführung von Maximalkrafttests im Rahmen des Gesundheitssports allerdings schwer durchführbar und eher unerwünscht sind, muss die Zielrichtung des Trainings anderweitig festgelegt werden. Als grobe Richtlinie bietet sich eine Intensitätssteuerung über die Wiederholungszahl an.

2.2.1 Methoden im Gesundheitstraining

GEIGER (1999, 63) unterscheidet drei Stufen des Trainings:
Für Einsteiger (Anpassungs- und Gewöhnungstraining):
Wer mit seinem Training gerade erst beginnt, sollte mit einer Wiederholungszahl von 15-20 pro Übung beginnen und die Übung bis zu drei Mal bei langsamer Bewegungsausführung wiederholen (Pausenlänge zwischen 1 und 5 Minuten).

Für leicht Fortgeschrittene (kraftausdauerorientiertes Gesundheitstraining):
Wer schon einige Wochen 1-2 Male pro Woche das Einsteigertraining absolviert hat, kann zunächst die Anzahl der Wiederholungen steigern (nach JORDAN/LINSE bis zu 50 Wiederholungen), dann die Zahl der Serien bis auf 5 erhöhen und schließlich die Pausenlänge reduzieren. Die Bewegungsausführung erfolgt langsam bis zügig.

Für Fortgeschrittene (muskelaufbauorientiertes Training):
Im Rahmen des muskelaufbauorientierten Gesundheitstrainings sollte die Intensität (über Veränderungen der Übungsausführung oder Zusatzgeräte/-gewichte) gesteigert werden. Die Wiederholungszahl wird dafür auf 8-15 reduziert bei 2-5 Serien. Die Bewegungsausführung erfolgt zügig.

2.2.2 Belastungssteuerung

Als Übungsleiter einer größeren Gruppe entsteht häufig das Problem, auf unterschiedliche Voraussetzungen zu stoßen. Eine Übung kann für den einen zu schwer, für den anderen viel zu leicht sein. Möglichkeiten der Differenzierung sind daher unabdingbar. Ziel sollte es allerdings sein, nicht jedem vorzuschreiben, was er zu tun hat, sondern Möglichkeiten zu eröffnen, eigene Entscheidungen zu treffen. Jeder Teilnehmer sollte als selbstverantwortlicher Mensch in den Mittelpunkt unserer Betrachtungen gestellt werden, um für sich selbst zu entscheiden, was er leisten kann und was nicht.

Wichtig ist es auf jeden Fall, den Teilnehmern zu vermitteln, dass nicht das gut ist, was weh tut, sondern dass auch Belastungen, bei denen nicht an die Leistungsgrenzen gegangen wird (sanftes Krafttraining), Leistungssteigerungen bewirken. Eine Übersicht zum subjektiven Belastungsempfinden (z.B. von BOECKH-BEHRENS) kann den Teilnehmern dabei helfen, ihre Belastungen selbst einzuteilen.

Buskies/Boeckh-Behrens-Skala	
1	sehr leicht
2	leicht
3	leicht - mittel
4	mittel
5	mittel - schwer
6	schwer
7	sehr schwer

Bereits bei einer (nach Einschätzung der Trainierenden) mittleren bis schweren Belastung konnten signifikante Zuwächse im Bereich der Kraftausdauer und Maximalkraft nachgewiesen werden. Ein Training bis zur maximalen Ausbelastung ist demnach keineswegs erforderlich. Die subjektive Bewertung sollte allerdings noch während der Belastung oder unmittelbar danach erfolgen.

Durchführung der Kräftigungsübungen

2.2.3 Ausgangspositionen

Im Rahmen der Kräftigungsübungen kommen verschiedene Ausgangspositionen wie der Vierfüßlerstand, die normale Standposition, die Sitzposition und die Bauchlage zum Einsatz. Da sich diese Ausgangsstellungen im Verlauf der vorgestellten Einheiten häufig wiederholen, werden die wichtigsten Merkmale im Folgenden dargestellt, um Wiederholungen im Praxisteil zu vermeiden.
Auf die Rückenlage wird erst im Praxisteil eingegangen, da sich die Position je nach Arbeitsanteil des Oberkörpers bzw. der unteren Extremitäten sehr stark unterscheidet.

Aufrechter Stand
- Beim aufrechten Stand sollte eine hüftbreite Fuß- und Beinstellung eingenommen werden.
- Die Kniegelenke sind leicht gebeugt.
- Hüft-, Knie- und Fußgelenke liegen senkrecht übereinander.
- Der Brustkorb wird aufgerichtet.
- Der Kopf befindet sich in Verlängerung der Wirbelsäule.
- Die Arme hängen locker neben dem Körper.

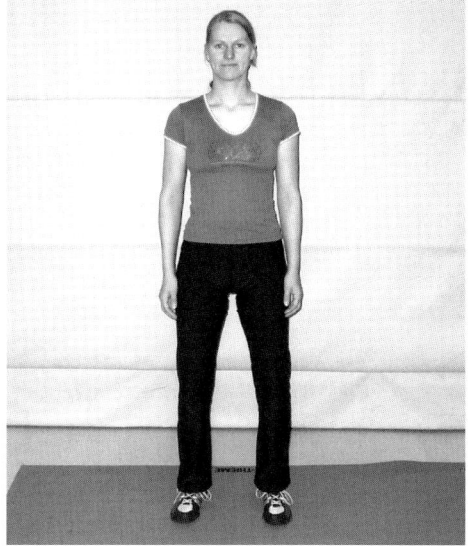

Aufrechte Sitzposition
Sitzhaltungen werden bei der Funktionellen Gymnastik auf verschiedenen Sitzgelegenheiten wahrgenommen: Pezziball, kleinem Kasten, Hocker oder auch Bänken. Sollten die Sitzmöglichkeiten für die nachfolgend beschriebene aufrechte Sitzposition zu niedrig sein, ist es sinnvoll, sie durch zusätzliche Unterlagen (Kissen, Matten) zu erhöhen.
- Die Füße stehen ganzflächig etwas mehr als schulterbreit auf dem Boden.
- Die Fußspitzen zeigen leicht nach außen und bilden die Verlängerung der Kniegelenke.
- Der Winkel in Knie- und Hüftgelenk sollte mindestens 90° betragen, so dass sich das Kniegelenk unter dem Hüftgelenk befindet.
- Becken und Brustkorb werden aufgerichtet, bis sich die Wirbelsäule in der physiologischen Lendenlordose befindet.
- Die Schulterblätter werden leicht nach hinten gezogen, die Arme locker hängen gelassen.
- Die Hände liegen entspannt auf den Oberschenkeln auf.
- Der Kopf befindet sich in Verlängerung der Wirbelsäule mit Blickrichtung nach vorn.

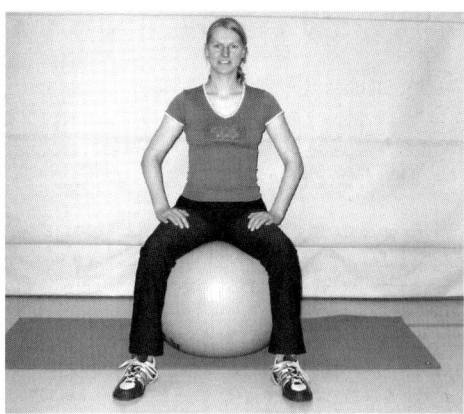

Vierfüßlerstand

- Die Hände und Knie stehen jeweils schulterbreit auf dem Boden, wobei die Hände unter den Schultergelenken liegen und die Knie unter den Hüftgelenken.
- Die Fingerspitzen zeigen leicht nach innen.
- Die Ellenbogen sind nicht vollkommen gestreckt.
- Die Wirbelsäule wird gerade gehalten (also kein Katzenbuckel und nicht durchhängen lassen).
- Der Kopf befindet sich in Verlängerung der Wirbelsäule.
- Die Fußspitzen werden aufgestellt.

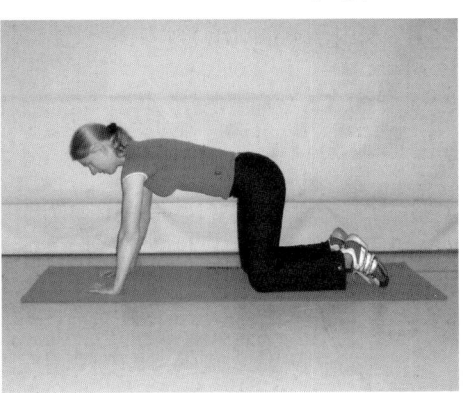

Bauchlage

- Der Kopf wird in Verlängerung der Wirbelsäule gehalten, d.h. die Stirn liegt am Boden auf.
- Die Arme befinden sich in U-Halte neben dem Körper, wobei die Daumen nach oben zeigen.
- Der Po ist leicht angespannt, um die Aufrichtung des Beckens zu unterstützen.
- Die Kniegelenke werden in die Matte gedrückt.
- Die Beine werden angestellt.
- Die Fußspitzen werden angezogen.

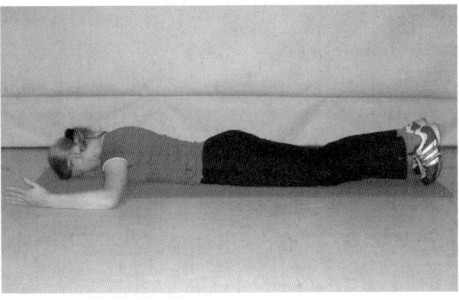

Im Praxisteil werden die erläuterten Ausgangspositionen als bekannt vorausgesetzt. Um Fehler zu vermeiden, wird unter dem Stichpunkt „Hinweise" allerdings auf mögliche Probleme aufmerksam gemacht.

2.3 Durchführung der Dehnungsübungen

Dehnungsübungen wurde in den vergangenen Jahrzehnten eine Vielzahl positiver Wirkungen auf den Stütz- und Bewegungsapparat nachgesagt, die in naher Vergangenheit jedoch stark bezweifelt wurden. Bei der momentan herrschenden Unsicherheit können wohl nur folgende Wirkungen als gesichert gelten (vgl. u.a. FREIWALD 2001, 8-17):

- **Erweiterung der Bewegungsreichweite**

Dehnübungen verbessern demzufolge die Dehnfähigkeit der Muskulatur, indem diese höhere Dehnspannungen tolerieren kann. Bei regelmäßigem Training bleibt dieser Zugewinn der Dehnfähigkeit auch langfristig erhalten. Ein Werfer kann dadurch z.B. weiter ausholen, ein Turner weiter grätschen, so dass ihre Leistungsfähigkeit insgesamt verbessert wird.

- **Verringerung der Muskelspannung**

Die Herabsetzung der Muskelspannung ist allerdings nur von kurzer Dauer. Bereits nach wenigen aktiven Bewegungen stellt sich die vorherige Muskelspannung wieder ein.
Eindeutig ist, dass das Auftreten von Muskelkater nicht durch Dehnen verhindert werden kann. Zu intensives Dehnen kann sogar Muskelkater hervorrufen (vgl. JORDAN/LINSE 2002, 22ff.).

Durchführung der Dehnungsübungen

Methoden des Dehnens

Von den zahlreichen Methoden des Dehnens werden an dieser Stelle nur die drei Hauptformen beschrieben. Weitere Möglichkeiten können bei Interesse in der Literatur (z.B. JORDAN/LINSE 2002) nachgelesen werden. Vorab sei gesagt, dass die Empfehlungen zur Anwendung verschiedener Verfahren in der Literatur sehr stark variieren, da der aktuelle Forschungsstand durch zahlreiche, sich widersprechender Befunde gekennzeichnet ist. Im Folgenden wurde versucht, die neuesten Erkenntnisse einzubeziehen.

- **Statisches Dehnen (Stretching)**

Hierbei handelt es sich um die wohl bekannteste Art und Weise, die Muskulatur zu dehnen. Die eingenommene Dehnposition wird dabei über mehrere Sekunden gehalten. Der Dehnreiz sollte als angenehm empfunden werden, also nicht zu stark sein. Um negative Auswirkungen auf die Schnellkraft und die Entstehung von Muskelkater zu vermeiden, gleichzeitig aber eine Verbesserung der Bewegungsreichweite zu erzielen, ist eine Dauer von 10 Sekunden zumeist ausreichend (WYDRA/GLÜCK 2003).

- **Dynamisches Dehnen**

Bei dieser Variante sollte die Startposition der Dehnung etwa 90-95% der möglichen Dehnung betragen. Mit Hilfe eines Partners oder durch eigene Unterstützung wird diese Position langsam eingenommen und dann durch sanfte dynamische Bewegungen mit kleiner Bewegungsamplitude intensiviert. Die Bewegungen dürfen dabei nicht ruckartig ausgeführt werden. Eine Absprache mit dem Partner ist unbedingt erforderlich!

- **Anspannungs-Entspannungs-Dehnen (AED)**

Hierbei wird der zu dehnende Muskel in der Dehnstellung etwa 5-10 Sekunden lang maximal angespannt (am besten mit Hilfe des Partners). Sobald die Anspannung der Muskulatur aufgegeben wird und die Entspannung eintritt, sollte in die Dehnung übergegangen werden. Nach JORDAN/LINSE wird die Zeit der Entspannung mit 1-2 Sekunden angegeben. Die Dehnung sollte nach Möglichkeit bei jedem weiteren Versuch intensiviert werden. Auch bei der AED-Methode sollte die Dauer der Einzeldehnung 10 Sekunden nicht überschreiten. Ein Durchgang sollte nach 2 bis maximal 3 Zyklen beendet sein.

Insgesamt sollte jede Übung 3 bis 4 Mal wiederholt werden, da sich eine mehrfache Durchführung deutlich positiv auf die beschriebenen Ergebnisse auswirkt. Nach ca. 4 bis 5 Wiederholungen kommt es nur noch zu minimalen Zuwächsen, so dass diese Anzahl als ausreichend für ein allgemeines Training angesehen werden kann.

Die Literatur legt nahe, dass sowohl statisches Dehnen als auch dynamisches und Anspannungs-Entspannungs-Dehnen positive Effekte auf die Verbesserung der Beweglichkeit und die Verringerung der Muskelspannung haben kann. Es wird mittlerweile allerdings empfohlen, statische Übungen zur Auf- und Abwärmung zu vermeiden. Im Rahmen der Aufwärmung sind sie den dynamischen Übungen unterlegen, da diese besser auf dynamische Beanspruchungen vorbereiten. Während des Abwärmens können statische Übungen die notwendige Durchblutung der Muskulatur behindern und sind daher ebenfalls nicht ratsam (vgl. u.a. JORDAN/LINSE 2002. S.59f.). Wer statische Übungen in die Funktionelle Gymnastik einbauen möchte, sollte diese als Inhalt des Hauptteils wählen. An dieser Stelle sollten sie auf jeden Fall einen Platz eingeräumt bekommen, da sie zum einen einfach sind und zum anderen die Möglichkeit eröffnen, die Zielmuskulatur leichter zu identifizieren.

2.4 Hinweise zur Anwendung von Entspannungsübungen

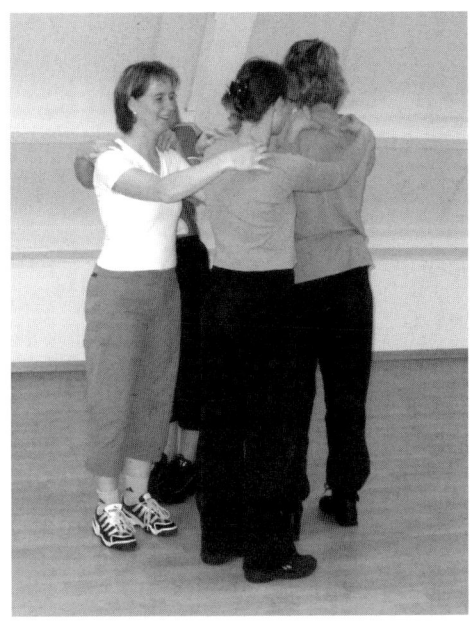

Bei allen Übungen, die im Rahmen dieses Buches zur Entspannung angeboten werden, sollten wir uns als Übungsleiter darüber im Klaren sein, dass wir präventiv – also vorbeugend – arbeiten. Wir können keinen Therapeuten ersetzen, der bei schwerwiegenden Störungen zum Einsatz kommen müsste. Um jedoch wirkungsvoll zu arbeiten, sollte versucht werden, die äußeren Umstände positiv zu beeinflussen.

Die Entspannung sollte nach Möglichkeit in einem ruhigen Raum durchgeführt werden. Störungen von außen müssen - so gut es geht - vermieden werden. Das bedeutet u.a., dass Handys abgeschaltet werden müssen, nachfolgende Gruppen erst hereinkommen, wenn die Entspannung beendet ist, und Geräusche von außen durch das Schließen der Fenster ausgeschaltet werden.

Jedoch sollte darauf hingewiesen werden, dass Geräusche der Teilnehmer wie z.B. Husten, Niesen oder Rascheln durch Lageveränderungen selbstverständlich erlaubt sind. Jemand, der versucht, einen Hustenreiz zu unterdrücken, ist kaum noch in der Lage, sich zu entspannen. Und ein leichtes Rascheln, um eine andere, bequemere Position einzunehmen, wird niemanden stören.

Auch die Beleuchtung des Raumes kann zur Entspannung beitragen. In größeren Turnhallen ist es allerdings nicht immer möglich, das Licht zu dämmen. Eine positive Überraschung kann man als Übungsleiter bewirken, wenn man während der Entspannung im abgedunkelten Raum einige Kerzen verteilt, ohne dass die Teilnehmer es bemerken. Das Beenden der Entspannung fällt dann nicht ganz so schwer. Da die Entspannung am Ende einer Einheit stattfindet, sollte darauf geachtet werden, dass die Teilnehmer sich etwas überziehen, um während der Entspannungsphase nicht zu frieren. Bei eingespielten Gruppen können dazu eigene Decken mitgebracht werden. Bequeme Kleidung wird vorausgesetzt.

2.5 Training mit der Altersgruppe 50+

Im Rahmen der einzelnen Stundenbilder werden Hinweise zur Durchführung mit der Altersgruppe 50+ gegeben. Diese Hinweise beziehen sich auf die natürlichen Funktions- und Leistungsminderungen im Verlauf des Alterungsprozesses:

- Durch Verminderung und Umstrukturierung der Knochenmasse erhöht sich die Bruchgefahr. **Extreme Belastungen und Situationen, die Stürze provozieren könnten, müssen daher vermieden werden!**
- Bei schnellen bzw. schnellkräftigen Bewegungen besteht die Gefahr von Muskelzerrungen, da die Muskulatur durch Wasser- und Mineralienverlust an Elastizität verliert. Also: **Schnelle, ruckartige Bewegungen ausschließen!**
- Die Dehnfähigkeit nimmt ab, da auch Bänder und Sehnen unelastischer werden. **Beweglichkeitsübungen müssen daher langsam erfolgen!**

Beachten sollte jeder Übungsleiter neben dem kalendarischen Alter seiner Teilnehmer allerdings das biologische Alter, da es große individuelle Unterschiede geben kann. Für die 50+-Gruppen gilt in besonderem Maße der Grundsatz, dass jeder für sich selbst die Belastungsgrenzen am besten einschätzen kann und wissen sollte, was er kann und was nicht. Pausen sind jederzeit erlaubt und jede Übung beruht auf der freiwilligen Mitarbeit.

2.6 Musikauswahl

Zur Untermalung der Funktionellen Gymnastik ist es nicht zwingend notwendig, Musik zu verwenden. Allerdings sollte die motivierende Funktion von Musik nicht unterschätzt werden. Eine angemessene Auswahl lässt die Bewegungen rhythmisch und fließend werden, motiviert zu größerer Anstrengung oder unterstützt die Entspannung. Entscheidend sind dabei in erster Linie die verschiedenen Tempi, die als bpm (beats per minute/Schläge pro Minute) angegeben werden.

- **Zur Aufwärmung:**

Je nachdem, ob während der Aufwärmphase gelaufen oder gewalkt wird, liegen die Tempi zwischen 120 bpm (langsames Walken) bis ca. 160 bpm beim zügigen Joggen. Sofern die Teilnehmer zwischen Walken und Joggen wählen dürfen, sollte ein mittleres Tempo gewählt werden, was etwa 128-138 bpm entspricht.

- **Zur Kräftigung:**

Für die Kräftigungsübungen im Hauptteil muss Musik benutzt werden, die klar rhythmisiert ist, um eine flüssige Bewegungsausführung zu erleichtern. Bei langsamerer Musik bis etwa 112 bpm können die Teilnehmer jeden Beat für dynamische Übungen ausnutzen. Wenn schnellere Musik gewählt wird, können Anspannung und Lösen der Spannung jeweils über zwei Beats erfolgen. Es ist aber auch möglich, die Musik nur leise zur Untermalung einzuschalten, ohne auf bestimmte Tempi Rücksicht nehmen zu müssen. Vielen Teilnehmern gefällt diese Variante besser, da sie sich ihrer eigenen Bewegungsgeschwindigkeit überlassen können.

- **Zur Dehnung:**

Im Rahmen der Dehnung kann Entspannungsmusik eingesetzt werden, die nicht klar rhythmisiert ist. Dynamische Dehnungen können auch gut von langsamen Rhythmen bis 100 bpm begleitet werden.
Grundsätzlich sollte beachtet werden, dass die Musik bekannt und möglichst zeitlos sein sollte, um alle Teilnehmer anzusprechen.

3. Übungseinheiten

3.1 Übungseinheiten ohne Zusatzmaterialien
3.1.1 Schwerpunkt Kräftigung (Teil 1)

Aufwärmung: Musik-Stopp-Spiel

Die Teilnehmer bewegen sich zur Musik in der Halle. Sie dürfen auf verschiedene Arten laufen oder walken, nur langsames Gehen ist nicht erlaubt. Sobald der Übungsleiter die Musik ausschaltet und eine Aufgabe stellt, müssen die Teilnehmer diese Aufgabe so schnell wie möglich erfüllen:

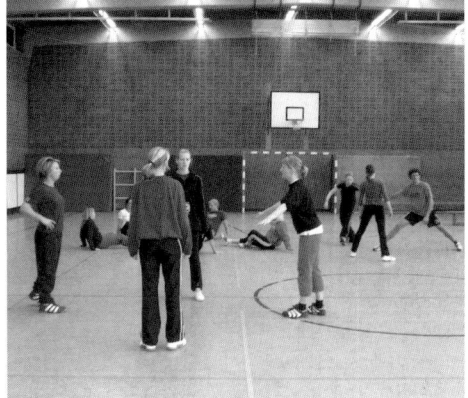

- Es soll etwas Rotes berührt werden.
- Jeder Teilnehmer sucht sich einen Partner, hakt ihn unter und tanzt mit ihm.
- Im Rückwärtslauf sollen die Teilnehmer zu einem bestimmten Punkt der Halle laufen (z.B. dicke Matte, Basketballkorb, Übungsleiterstandort).
- Die Teilnehmer sollen gemeinsam eine lange Schlange bilden und als Polonaise durch die Halle laufen.
- Die Teilnehmer finden sich in Gruppen zusammen und müssen verschiedene Aufgaben erfüllen: Sich gemeinsam groß oder klein machen, zusammen ein Tier darstellen etc..

Hauptteil: Kräftigung

Gerade Bauchmuskulatur
Durchführung: Aus der Rückenlage werden die Beine angestellt, die Fußspitzen hochgezogen und die Arme mit nach oben geöffneten Handflächen neben dem Körper abgelegt. Dann werden Kopf und Schultern leicht angehoben und die Position gehalten. Die Arme und Hände werden nach unten gedrückt.
Hinweis: Der Blick wird nach oben zur Decke gerichtet.
50+: Die Übung kann erleichtert werden, indem Kopf und Schultern auf der Matte liegen bleiben und leicht nach unten gedrückt werden. Oder die Ausführung wird wie oben beibehalten, wobei eine Hand in den Nacken gelegt wird.

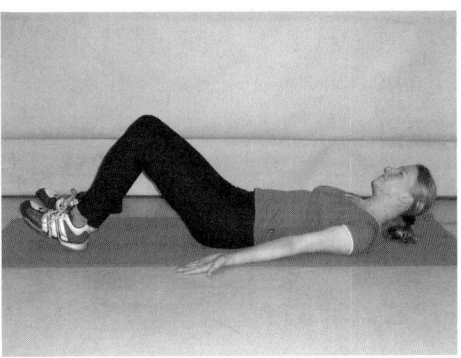

Übungseinheiten ohne Zusatzmaterialien

Ganzkörperkräftigung

Durchführung: Aus der Rückenlage wird das Gesäß leicht vom Boden abgehoben, wobei die Beine annähernd gestreckt sind. Kopf, Schultern und Arme bleiben auf der Matte liegen. Die Handflächen sollten nach oben zeigen.
Hinweis: Um eine Hohlkreuzhaltung zu vermeiden, kann vor Abheben des Gesäßes der Tipp helfen, den Rücken erst nach unten in die Matte zu drücken.
Variation: Die Übung wird schwieriger, wenn zusätzlich noch ein Bein vom Boden gelöst werden soll.
50+: Erleichtert werden kann die Übung, wenn die Füße weiter zum Körper herangezogen werden.

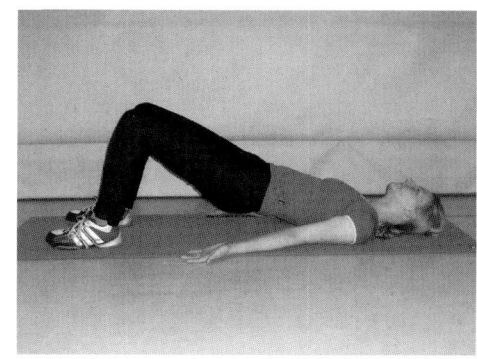

Rückenstrecker, Trapez- und Rautenmuskel

Durchführung: Die Teilnehmer begeben sich in den Vierfüßlerstand und heben aus dieser Position im Wechsel die Arme - leicht angewinkelt - bis etwa in Schulterhöhe seitlich ab.
Hinweis: Es sollte darauf geachtet werden, dass der Oberkörper durch das Abheben der Arme nicht seitlich abgesenkt wird, sondern gerade bleibt.
Variation: Anstrengender wird die Übung durch das Abheben der gestreckten Arme.
50+: Um Beschwerden in den Handgelenken zu vermeiden, kann die Unterarmstützposition eingesetzt werden.

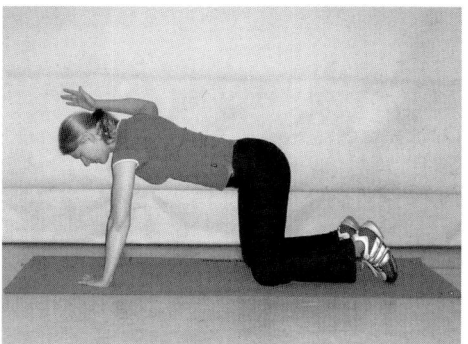

Brustmuskulatur, Deltamuskel, Ellbogenstrecker

Durchführung: Die Position des Vierfüßlerstandes wird beibehalten, die Füße allerdings vom Boden abgehoben und überkreuzt. Dann wandern die Teilnehmer mit den Händen weiter nach vorn, bis sie von den Schultern bis zu den Knien eine gerade Linie bilden. Anschließend werden die Ellenbogen gebeugt und der Oberkörper abgesenkt (Gesundheitsliegestütz).
Hinweis: Es muss darauf geachtet werden, den Rücken während der Übung gerade zu lassen.
Variation: Als schwere Variante kann die normale Liegestützposition mit gestreckten Beinen zum Einsatz kommen.
50+: Erleichtert wird die Übung, wenn sie aus dem Vierfüßlerstand ausgeführt wird.

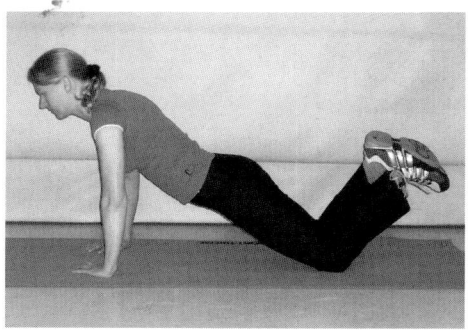

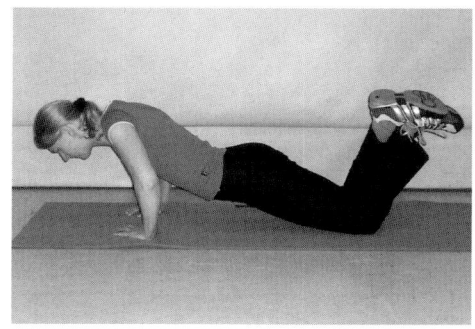

Schwerpunkt Kräftigung (Teil 1)

Gerade und schräge Bauchmuskulatur
Durchführung: Aus dem Vierfüßlerstand sollen zunächst das linke Knie und die rechte Hand, dann das rechte Knie und die linke Hand gleichzeitig in den Boden gepresst werden.
Variation: Es können auch beide Hände und Knie gleichzeitig in den Boden gestemmt werden, während versucht wird, sie aufeinander zuzuschieben.
50+: Diese Übung eignet sich sehr gut für diese Altersgruppe, da bei anderen Bauchmuskelübungen aus der Rückenlage häufig Beschwerden im Hals- und Nackenbereich auftreten.

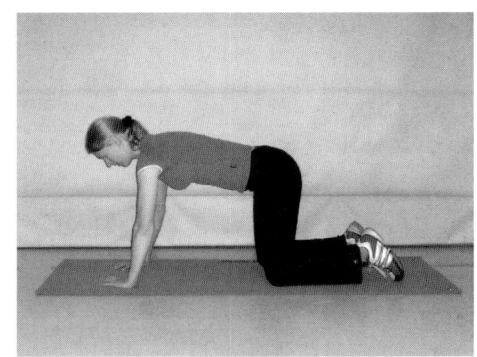

Rückenstrecker
Durchführung: Die Teilnehmer begeben sich in den Schneidersitz. Aus der aufrechten Körperhaltung wird der Oberkörper zur rechten und linken Seite gedreht.
Hinweis: Die Rotationsbewegung sollte unter muskulärer Kontrolle ausgeführt werden.
Variation: Beim ersten Versuch kann ein Punkt hinter dem Rücken eines jeden Teilnehmers fixiert werden. Im zweiten Durchgang kann dann versucht werden, über diesen Punkt hinauszukommen.
50+: Mit Hilfe einer Sitzgelegenheit (kleiner Kasten, Hocker, Bank) kann die Übung angenehmer gestaltet werden.

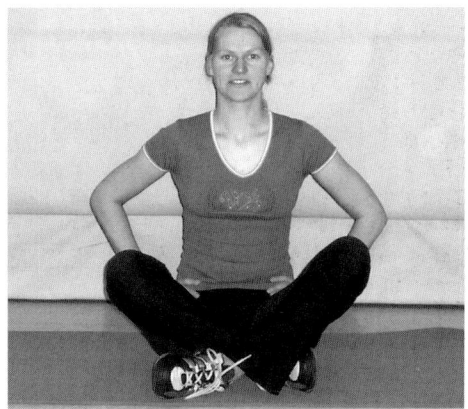

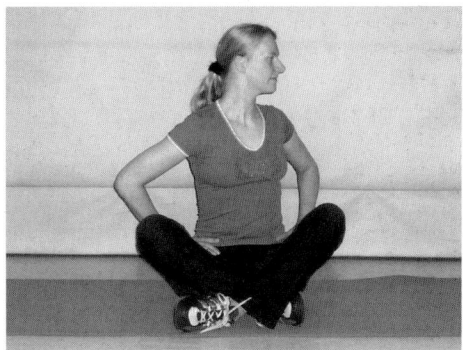

Abschluss: Kleine Reise durch den Körper (Entspannung)

Der Übungsleiter gibt dazu folgende Anweisungen:
Begebt Euch auf Eure Matte und sucht Euch eine bequeme Position. Schließt nun die Augen und versucht, alle Gedanken an den Alltag und das heute Erlebte beiseite zu schieben.

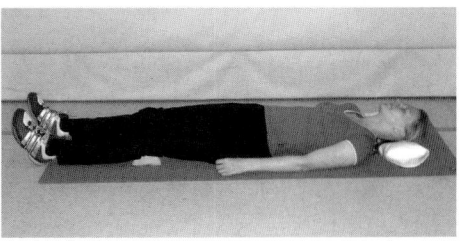

Übungseinheiten ohne Zusatzmaterialien

Bemühe Dich, in Deinen Körper hineinzuhorchen. Fühle, an welchen Stellen er den Boden berührt.
Wandere in Gedanken zunächst
- zum rechten Arm, ( )
- von dort zum linken,( )
- über die Schultern ( )
- und den Rücken hinab.( )

Zum Schluss wanderst Du mit den Gedanken
- zu Deinem rechten Bein ( )
- und anschließend zu Deinem linken Bein. ( )

Erfühle auch hier, an welchen Stellen sie Kontakt zum Boden haben und wo nicht. ( )
Richte Deine Aufmerksamkeit nun auf Deine Atmung. Wie von selbst fließt Dein Atem in Dich hinein und wieder hinaus. Spürst Du, wie Dein Brustkorb sich dabei hebt und senkt? Verweile noch einen Moment bei Deinem natürlichen Atemrhythmus. ( )
Bereitet Euch nun darauf vor, die Entspannung langsam zu beenden. Reckt und streckt Euch wie beim morgendlichen Aufwachen. Öffnet dann die Augen und kommt mit Euren Gedanken langsam zurück zu uns.

Hinweis: Überall dort, wo die beiden Klammern auftauchen, bietet es sich an, eine etwas längere Pause einzuschieben, bevor die Reise weitergeführt wird.

Variation:
- Die Konzentration auf den eigenen Atemrhythmus kann auch einzeln (ohne die Reise durch den Körper) durchgeführt werden, wenn die Zeit am Ende knapp wird. Zu diesem Zweck können die Teilnehmer auf ihren Matten sitzen bleiben.
- Sollte noch ausreichend Zeit zur Verfügung stehen, kann die Reise durch den Körper verlängert werden, indem näher auf die einzelnen Gliedmaßen eingegangen wird. Beispiel: Erfühle, an welchen Stellen die Wirbelsäule Kontakt zum Boden hat, an welchen nicht. Beginne oben am Kopf und wandere in Gedanken die natürlichen Schwingungen bis zum Gesäß hinab.

Schwerpunkt Kräftigung (Teil 1)

Auf einen Blick

Aufwärmung

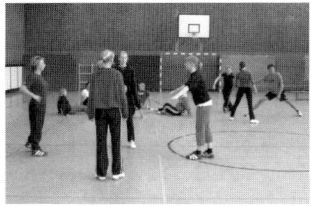

Musik-Stopp-Spiel

Hauptteil

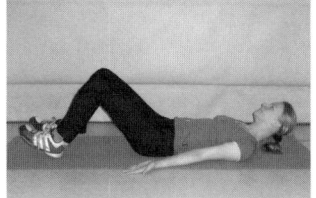

Gerade Bauchmuskulatur

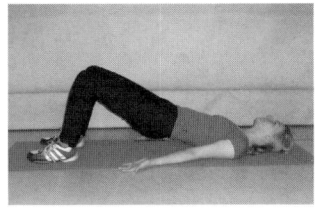

Ganzkörperkräftigung

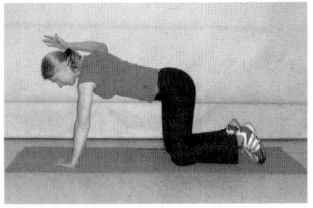

Rückenstrecker, Trapez- und Rautenmuskulatur

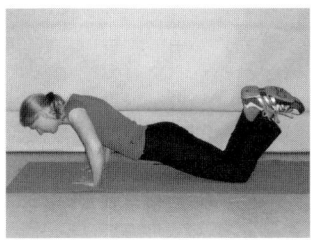

Brustmukulatur, Deltamuskel, Ellbogenstrecker

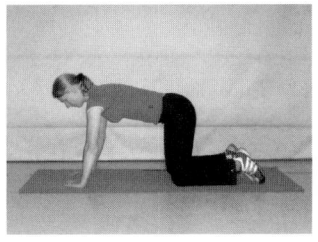

Gerade und schräge Bauchmuskulatur

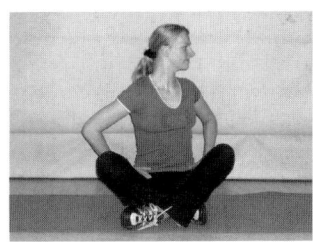

Rückenstrecker

Abschluss

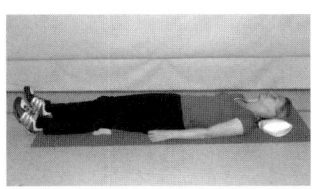

Kleine Reise durch den Körper

Übungseinheiten ohne Zusatzmaterialien

3.1.2 Schwerpunkt Kräftigung (Teil 2)

Aufwärmung: Bärentanz

Die Gruppe stellt sich mit Blickrichtung zum Übungsleiter verteilt in der Halle auf. Dieser führt den Teilnehmern verschiedene Bewegungsformen, Lauf- und Schrittkombinationen vor, die gegengleich nachgeahmt werden. Das heißt, wenn der Übungsleiter zur rechten Seite geht, gehen die Teilnehmer in die gleiche Richtung, also nach links aus ihrer Sicht. Folgende Bewegungen könnten beispielsweise Anwendung finden:

- Rückwärtslauf (Teilnehmer laufen vorwärts)
- Vorwärtslauf (Teilnehmer laufen rückwärts)
- Sidestep
- Marschieren
- Marschieren und dabei die Ellenbogen zum entgegengesetzten Knie führen
- Seitwärtsgehen mit Nachstellschritt

Hinweis: Da es sich hierbei um ein Aufwärmspiel handelt, sollten die Teilnehmer vorher darauf hingewiesen werden, dass die Schnelligkeit, mit der die Bewegungen umgesetzt werden, keine Rolle spielt.
Variation: Anstelle der o.g. Laufvariationen können auch Schrittkombinationen aus der Aerobic verwandt werden.

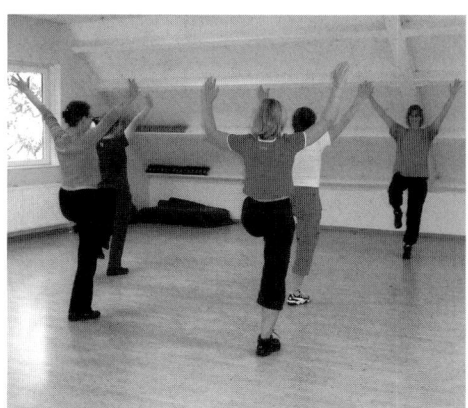

Hauptteil: Kräftigung

Abduktoren
Durchführung: Die Teilnehmer begeben sich in Seitlage auf ihre Matte. Der Kopf wird auf dem unteren Arm abgelegt und das untere Bein befindet sich leicht angewinkelt auf der Matte. Dann wird das obere Bein gestreckt abgehoben und wieder abgesenkt.
Hinweis: Die Fußspitze des oberen Beines sollte leicht nach vorn unten weisen, um eine stabilere Position zu gewährleisten. Der Übungsleiter sollte darauf achten, dass das Bein nicht zu weit nach oben geführt wird, um eine Rotation des Beckens zu vermeiden.
Variation: Das Bein kann oben gehalten werden. Weiterhin ist es möglich, an der Bewegungsgrenze das Bein nur ganz leicht abzusenken und wieder anzuheben, wodurch die Übung erschwert wird.
50+: Da in der Seitlage die Entspannung zwischen den einzelnen Durchgängen nicht immer gegeben ist, kann es hilfreich sein, die Beine in der Rückenlage etwas zu lockern.

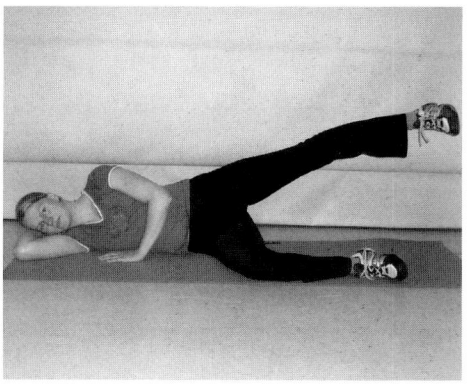

Schwerpunkt Kräftigung (Teil 2)

Adduktoren

Durchführung: Es wird die gleiche Position eingenommen wie bei Übung 1, mit der Ausnahme, dass dieses Mal das obere Bein leicht angewinkelt auf der Matte abgelegt wird. Zur Kräftigung der Adduktoren wird dann das untere Bein vom Boden abgehoben und auf- und abwärts bewegt.
Variation: Da das untere Bein nicht so weit abgehoben werden kann wie das obere, kann die Übung durch Druck des unteren Beines gegen die Hände eines Partners erschwert werden.
50+: Erleichtert wird diese Kräftigungsübung, wenn das obere Bein etwas erhöht (Kissen, zusammengerollte Matte oder ähnliches) platziert werden kann.

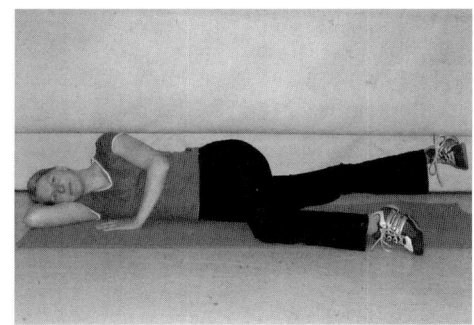

Gerade und schräge Bauchmuskulatur

Durchführung: Die Teilnehmer befinden sich in der Rückenlage auf der Matte, die Beine sind abgehoben. Dann werden Kopf und Schultern leicht von der Matte gelöst und die Hände gegen die Knie gedrückt (gerade Bauchmuskulatur).
Hinweis: Zwischen Hüft- und Kniegelenk sollte etwa ein Winkel von 90° bestehen.
Variation: Um die schräge Bauchmuskulatur zu trainieren, können die Hände im Wechsel gegen das entgegengesetzte Knie gedrückt werden.
50+: Zur Unterstützung kann eine Hand in den Nacken gelegt werden, allerdings ohne den Kopf dabei zu sehr an die Brust zu pressen.

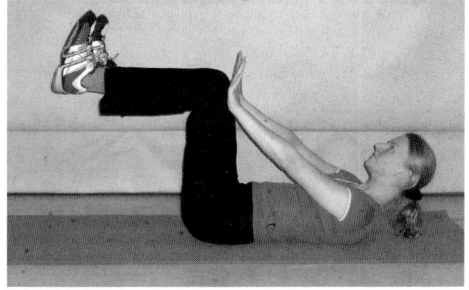

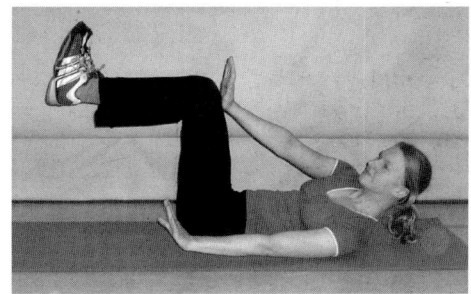

Brustmuskulatur, Ellbogenstrecker und Deltamuskel

Durchführung: Aus dem Vierfüßlerstand rutschen die Teilnehmer mit den Händen so weit vor, dass Sie Ihr Körpergewicht noch halten können.
Hinweis: Die Oberschenkel sollen senkrecht bleiben und nicht mit nach vorn geneigt werden.
50+: Vereinfacht werden kann die Übung, indem die Übenden nur einen Arm gestreckt nach vorn führen und sich auf dem anderen Unterarm am Boden abstützen. Der Wechsel der Arme kann je nach Belastungsmöglichkeit selbständig erfolgen.

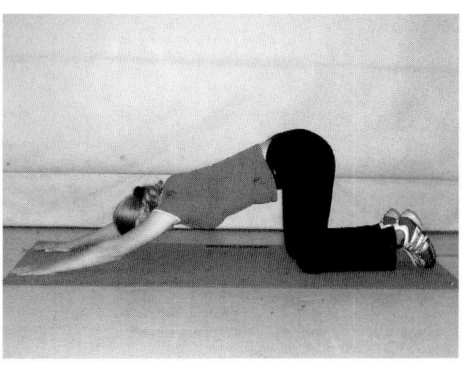

Übungseinheiten ohne Zusatzmaterialien

Ganzkörperkräftigung
Durchführung: Aus der Bauchlage gehen die Teilnehmer mit gestreckten Beinen in den Unterarmstütz.
Hinweis: Der Kopf sollte in Verlängerung der Wirbelsäule gehalten werden.
Variation: Durch das wechselseitige Abheben der Beine kann die Übung zusätzlich erschwert werden.
50+: Durch eine Verkürzung des Hebels (also Abheben der Füße und Abstützen auf den Knien) kann die Übung erleichtert werden.

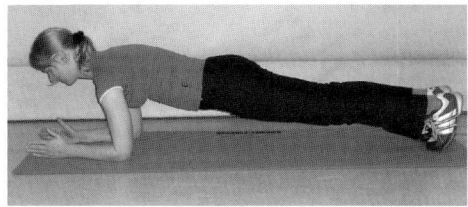

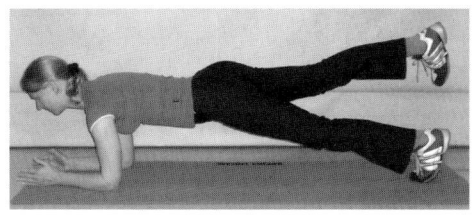

Abschluss: Nessie

Durchführung: Vor Beginn des Spieles erzählt der Übungsleiter folgende Geschichte:
„In einem See existiert ein liebes Ungeheuer, das auf den Namen ‚Nessie' hört. Dieses Ungeheuer ist ganz allein und freut sich über jeden, dem es begegnet. Diesen schnappt es sich dann und lässt ihn nicht mehr los, um mit ihm zu spielen."
An jeder Hallenseite wird ein Helfer postiert. Die übrigen Teilnehmer gehen mit geschlossenen Augen durch die Halle. Wenn man jemandem begegnet, begrüßt man sich mit Handschlag und dem Wort ‚Nessie'. Nur einer aus der Gruppe (vom Übungsleiter unbemerkt benannt) antwortet nicht. Dieser stellt das Ungeheuer dar. Wenn man auf Nessie trifft, muss man sich ihm per Handfassung anschließen. Wie groß wird das Ungeheuer wohl?
Hinweis: Wer sich dem Ungeheuer angeschlossen hat, darf ab diesem Zeitpunkt auch nicht mehr auf die Begrüßungen antworten. Um unsicheren Teilnehmern die Angst zu nehmen, können sie auch zu zweit durch die Halle gehen. Außerdem kann der Übungsleiter die Zahl der Helfer erhöhen, um potenzielle Gefahrenquellen auszuschalten.

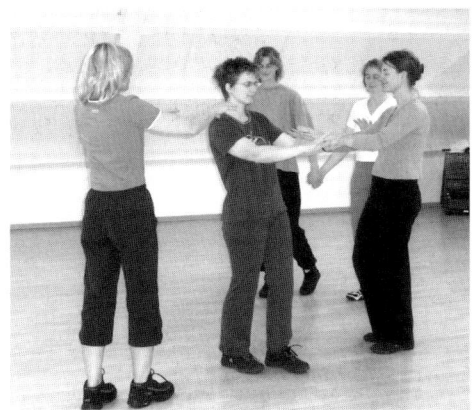

Schwerpunkt Kräftigung (Teil 2)

Auf einen Blick

Aufwärmung

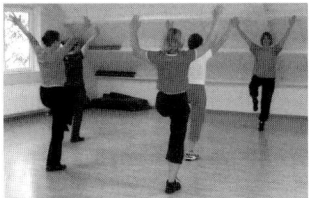

Bärentanz

Hauptteil

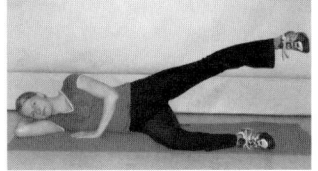

Abduktoren

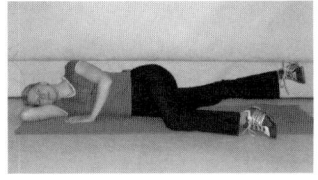

Adduktoren

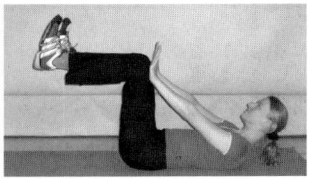

Gerade schräge Bauchmuskulatur

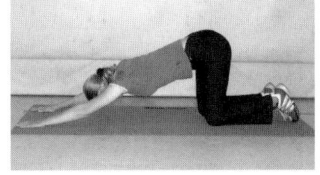

Brustmukulatur, Bogenstrecker

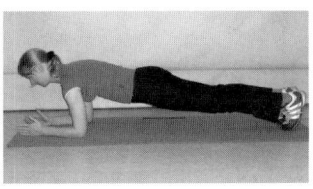

Ganzkörper-kräftigung

Abschluss

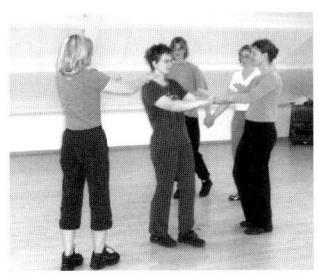

Nessie

Übungseinheiten ohne Zusatzmaterialien

3.1.3 Schwerpunkt Kräftigung (Teil 3)

Aufwärmung: Wörter laufen

Durchführung: Zunächst bekommt jeder die Aufgabe, auf verschiedene Arten durch die Halle zu laufen (vorwärts, rückwärts, seitwärts, Pferdegalopp...) und mit Hilfe seiner Laufwege verschiedene Wörter zu schreiben. Dabei sollte das jeweilige Wort die ganze Halle ausfüllen. Nachdem mehrere Wörter erprobt wurden, werden Kleingruppen gebildet (2-4 Teilnehmer pro Gruppe), die in einer Reihe hintereinander herlaufen. Der Vordermann gibt dabei ein Wort vor, das von den anderen erraten werden muss. Anschließend ist ein anderes Mitglied der Gruppe an der Reihe.
Hinweis: Es sollte betont werden, dass im Verlauf der Kleingruppenarbeit wirklich die gesamte Gruppe in Bewegung bleiben soll und nicht nur der Vorläufer. Die Teilnehmer müssen aber darauf achten, dass zwischen den einzelnen Gruppenmitgliedern ausreichend Platz vorhanden ist.
Variation: An Stelle von Wörtern können auch Zahlen, komplette Rechenaufgaben oder auch Bilder beschrieben werden.

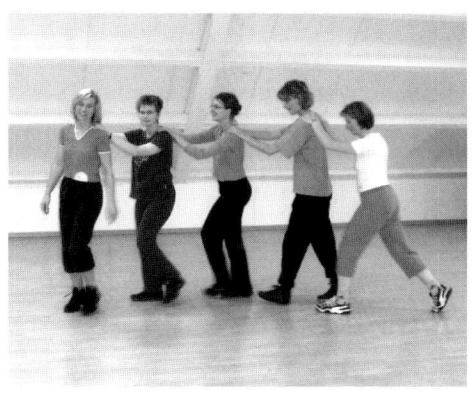

Hauptteil: Kräftigung

Ganzkörperkräftigung
Durchführung: Die Teilnehmer befinden sich im Vierfüßlerstand auf der Matte und stützen sich auf beiden Unterarmen ab. Dann werden die Knie ein paar Zentimeter vom Boden gelöst und die Position gehalten.
Hinweis: Der Winkel im Kniegelenk sollte mindestens 90° betragen, kann aber auch vergrößert werden, um die Kräftigung zu intensivieren.
50+: Wenn die Teilnehmer es nicht schaffen, die vorgeschriebene Zeit zu halten, kann die Übung erleichtert werden, indem das Gesäß angehoben wird.

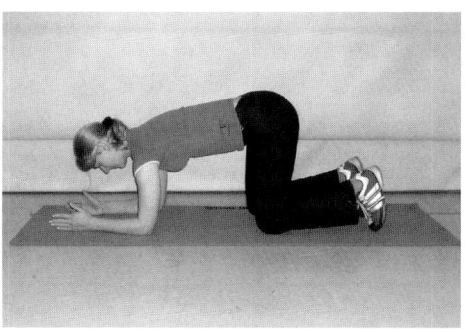

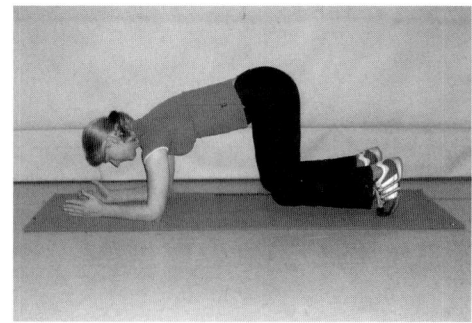

Ganzkörperkräftigung

Durchführung: Die Übung wird aus der seitlichen Lage eingeleitet, die Beine werden im Kniegelenk um ca. 90° angewinkelt. Dann stützen sich die Teilnehmer auf dem Unterarm ab und drücken das Becken nach oben.

Hinweis: Der Kopf sollte während der Ausführung in Verlängerung der Wirbelsäule gehalten werden.

Variation: Zur Intensivierung können die Beine ausgestreckt werden. Weiterhin können Zusatzübungen mit dem Spielbein durchgeführt werden (z.B. gestreckt nach vorn führen, leicht auf- und abwärts bewegen).

50+: Einfacher wird die Übung, wenn das Becken am Boden bleibt und nur der Oberkörper gestützt werden muss.

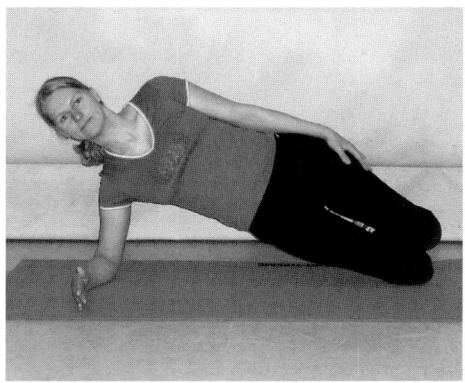

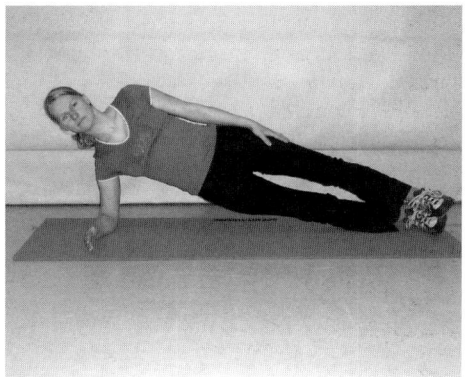

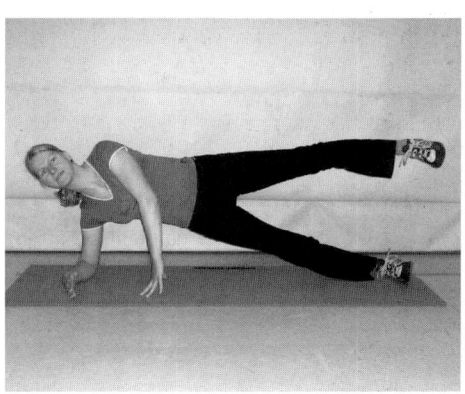

Übungseinheiten ohne Zusatzmaterialien

Rückenstrecker, breiter Rückenmuskel und schräge Bauchmuskulatur

Durchführung: Die Übenden setzen sich im Schneidersitz auf die Matte. Der Körper wird aufgerichtet und die Arme seitlich abgehoben. Anschließend wird der Oberkörper im Wechsel zur rechten und linken Seite geneigt.
Hinweis: Die aufrechte Haltung des Oberkörpers muss beibehalten werden!
50+: Um Durchblutungsstörungen in den Händen und Armen zu vermeiden, kann die Übung auch durchgeführt werden, wenn die Hände in die Hüften gestemmt werden. Eine kleine Unterlage unter dem Gesäß (Keilkissen, Handtuch o.ä.) unterstützt zusätzlich die Aufrichtung des Beckens.

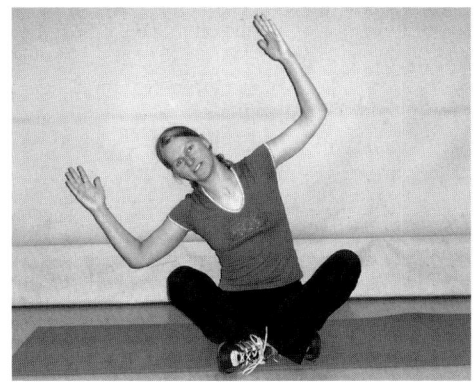

Trapezmuskel und Schulterblattheber

Durchführung: Die Teilnehmer behalten die aufrechte Sitzposition der vorherigen Übung auf der Matte bei und üben zunächst mit der rechten Hand Druck gegen die rechte Schläfe aus. Nach Beendigung der jeweiligen Serienanzahl wird die Seite gewechselt.
Hinweis: Da es schwierig ist, den Druck bei dynamischer Durchführung entsprechend anzupassen, sollte die Kräftigungsposition gehalten werden.

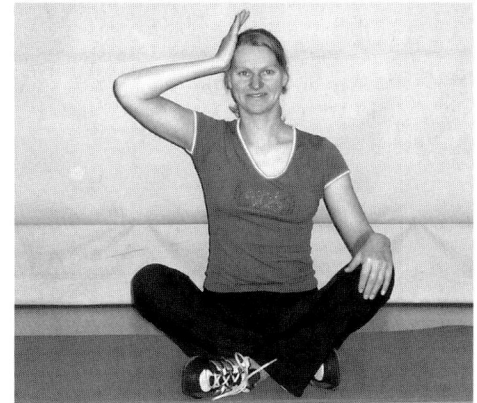

Adduktoren

Durchführung: Die Teilnehmer sitzen auf der Matte, die Beine sind angestellt. Der rechte Arm wird so zwischen den Beinen gehalten, dass die Hand gegen die Innenseite des linken Knies und der Ellenbogen gegen das rechte Knie gedrückt wird. Die Kräftigung erfolgt durch Innendruck beider Beine gegen Hand und Ellenbogen.
Hinweis: Die freie Hand kann den Körper leicht stützen und somit zur aufrechten Körperhaltung beitragen.
Variation: Die Kräftigung der Oberschenkelinnen- bzw. -außenseite kann auch gut als Partnerübung durchgeführt werden. Dazu setzen sich die Partner gegenüber, wobei ein Teilnehmer die Beine außen, der andere innen abstellt. Auf Kommando wird gegen die Beine des Partners Druck ausgeübt.

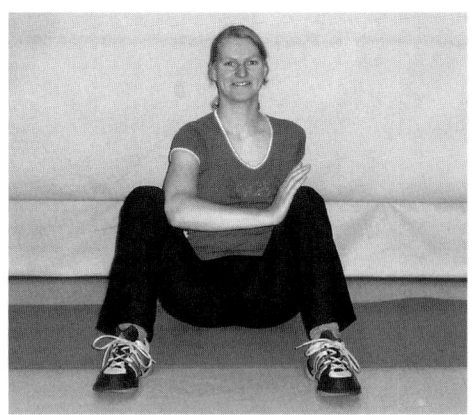

Kniestrecker

Durchführung: Aus dem aufrechten Stand werden die Knie im Wechsel gebeugt und wieder gestreckt.

Hinweis:
- Die Füße sollten mehr als schulterbreit auseinander stehen.
- Die Knie sollen nicht weiter als 90° gebeugt werden.
- Auf eine aufrechte Oberkörperhaltung ist zu achten.
- Das Körpergewicht sollte eher nach hinten verlagert werden, um zu vermeiden, dass die Knie über die Füße hinaus gebeugt werden.

Variation:
- Neben einer statischen Ausführung kann die dynamische Bewegung durch Veränderung der Amplitude abgewandelt werden.
- Außerdem können Zusatzbewegungen der Arme die Übung erschweren.

50+: Leichter fällt die Übung, wenn die Teilnehmer sich an einem Partner oder einer Sprossenwand festhalten können.

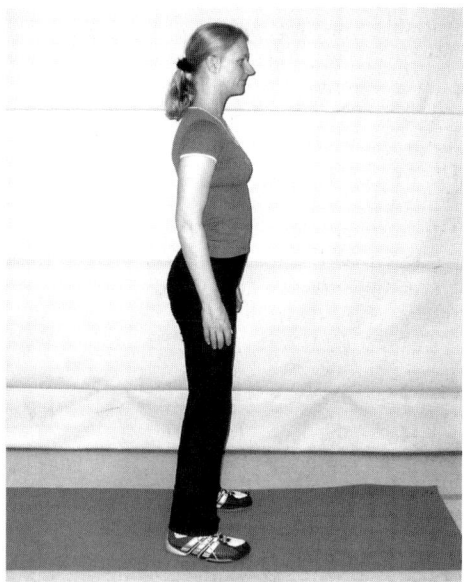

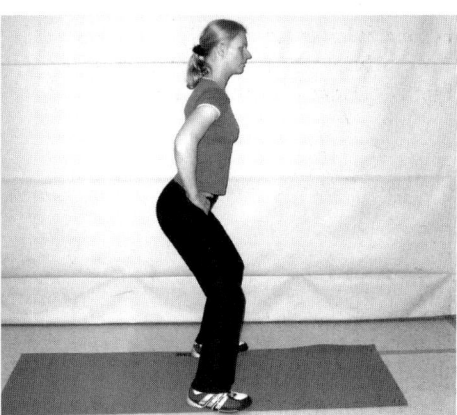

Übungseinheiten ohne Zusatzmaterialien

Abschluss: Dynamisches Dehnen

Für die im Folgenden aufgelisteten Dehnübungen gelten die Hinweise zum dynamischen Dehnen von Seite 12.

Rauten- und Trapezmuskel
Durchführung: Aus dem aufrechten Stand wird ein Arm in Schulterhöhe angewinkelt vor dem Körper gehalten. Mit der Hand des anderen Armes wird der Ellenbogen gefasst und der Arm zur Schulter herangezogen.
Hinweis: Die zu dehnende Schulter sollte hinten gehalten werden.

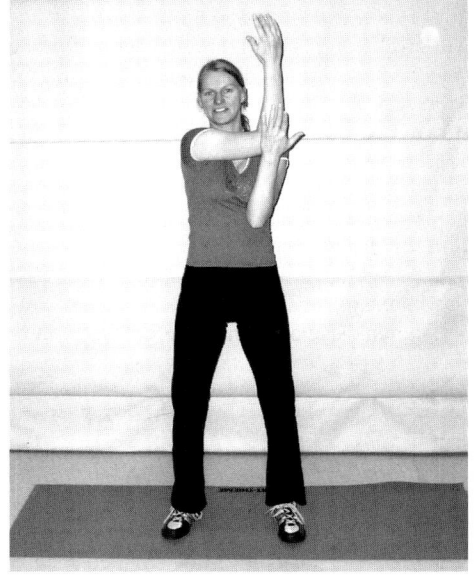

Brustmuskulatur
Durchführung: Beide Arme werden angewinkelt nach hinten gezogen, bis im Brustbereich die Dehnung spürbar wird.
Hinweis: Der Kopf sollte dabei in Verlängerung der Wirbelsäule gehalten werden. Zudem ist darauf zu achten, dass die Teilnehmer den Rücken gerade halten und nicht in eine Hohlkreuzposition geraten.
Variation: Die Übung kann auch durchgeführt werden, indem sich die Teilnehmer an eine Wand stellen und dort jeweils eine Seite dehnen (nähere Erläuterungen siehe Seite 34).

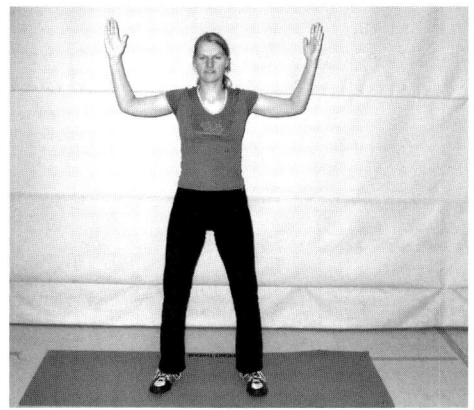

Rückenstrecker, schräge Bauchmuskulatur

Durchführung: Im aufrechten Stand werden beide Arme nach oben geführt und der Oberkörper anschließend zur Seite geneigt.

Hinweis: Die Übenden dürfen nicht mit dem Becken zur Seite ausweichen. Außerdem sollte der Zug nach oben und nicht nach unten erfolgen.

Variation: Die Übung kann auch in der Rückenlage absolviert werden. Dazu werden die Arme gestreckt über den Kopf gelegt und gemeinsam mit dem Oberkörper zu einer Seite geneigt. Mit den Beinen wandern die Teilnehmer langsam in dieselbe Richtung hinterher, allerdings nur so weit, dass das Gesäß am Boden liegen bleiben kann.

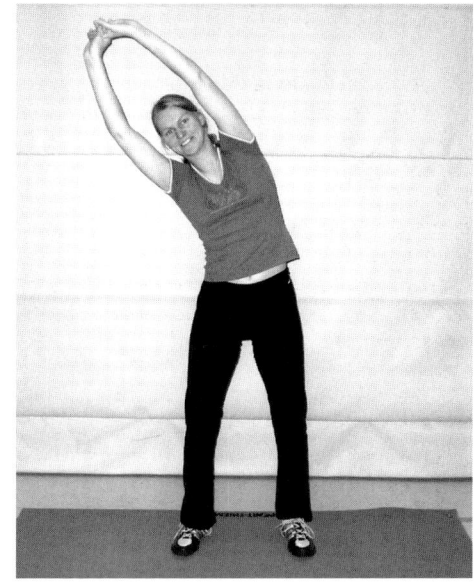

Hüftbeuger

Durchführung: Aus dem Kniestand wird ein Bein so weit nach vorn gestellt, dass sich der Fuß weit vor dem Knie befindet. Dann wird das Körpergewicht mit den Händen am Boden abgestützt und das Becken in Richtung vornunten abgesenkt.

Hinweis: Um die Übung angenehm zu gestalten, kann das hintere Knie auf einem Kissen abgelegt werden.

Variation: Durch eine seitliche Neigung zur Gegenseite des dehnenden Beines kann auch der Teil des Hüftbeugers erreicht werden, der an der Lendenwirbelsäule entspringt.

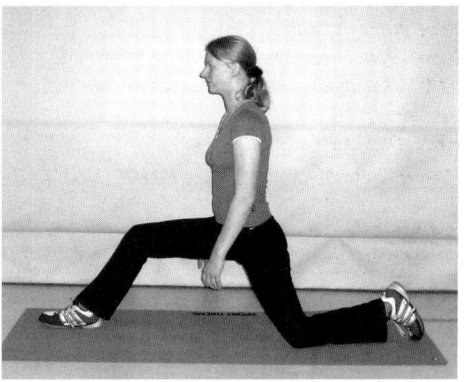

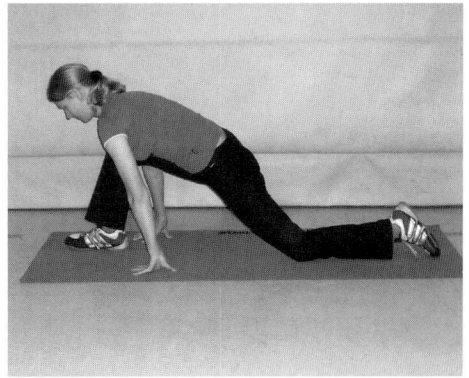

Übungseinheiten ohne Zusatzmaterialien

Abduktoren
Durchführung: Die Teilnehmer befinden sich in der Rückenlage, beide Beine sind vom Boden abgehoben. Dann wird zunächst der linke Fuß an das rechte Knie gelegt und anschließend das rechte Bein zum Oberkörper herangezogen.
50+: Da diese Übung bei Beschwerden der Knie vermieden werden sollte, stellt die folgende Ausführung eine Alternative dar: Die Teilnehmer sitzen auf der Matte, das rechte Bein liegt gestreckt auf, das linke Bein wird angewinkelt über das rechte gestellt. Dann wird der Oberkörper nach links gedreht und mit Hilfe des linken Armes die Dehnung noch verstärkt.

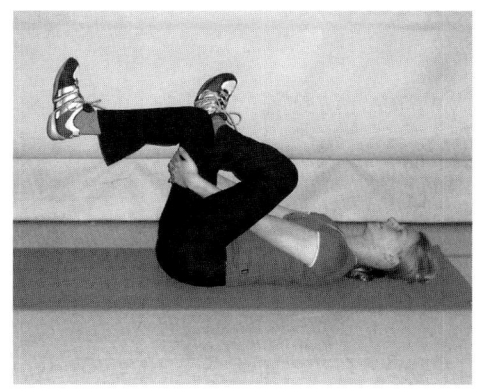

Kniebeuger
Durchführung: Aus der Rückenlage wird ein Bein zum Körper herangezogen und im weiteren Verlauf so weit wie möglich nach oben gestreckt.
Hinweis: Das Standbein kann zunächst angestellt bleiben, sollte aber mit der Zeit abgelegt werden, um eine Intensivierung der Dehnung zu erreichen.
50+: Sollten Schwierigkeiten bestehen, trotz entspannter Lage an das Bein heranzukommen, können Hilfsmittel (z.B. ein Handtuch) eingesetzt werden, um das Bein zum Körper heranzuziehen.

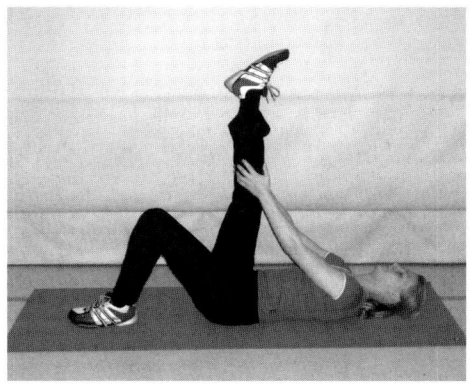

Schwerpunkt Kräftigung (Teil 3)

Auf einen Blick

Aufwärmung

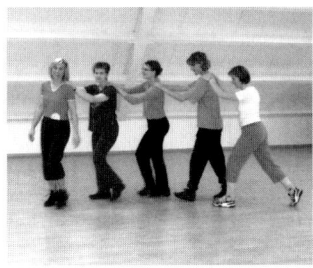

Wörter laufen

Hauptteil

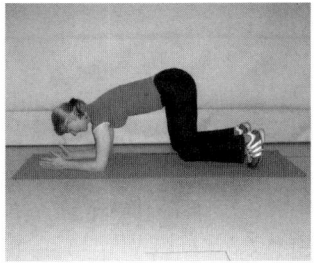

Ganzkörperkräftigung

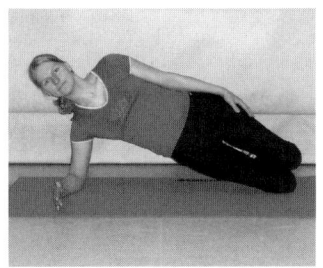

Ganzkörperkräftigung

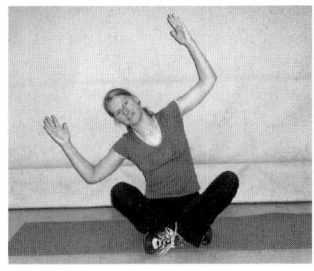

Rückenstrecker,
Breiter Rückenmuskel

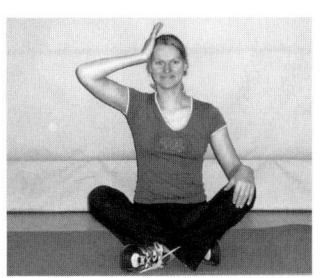

Trapezmuskel,
Schulterblattheber

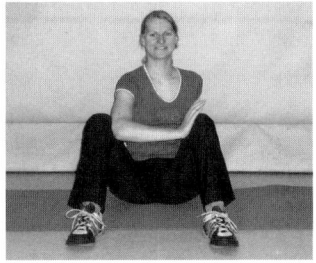

Adduktoren

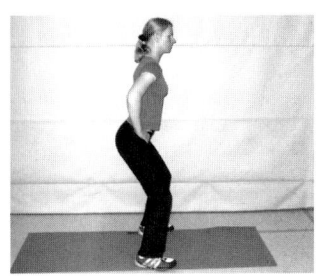

Kniestrecker

Übungseinheiten ohne Zusatzmaterialien

Abschluss: Dynamisches Dehnen

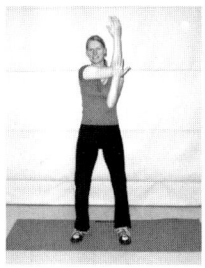
Rauten- und Trapezmuskel

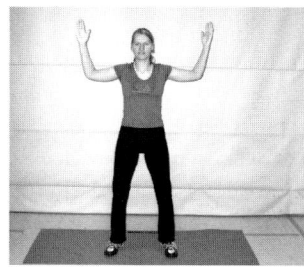
Brustmuskulatur

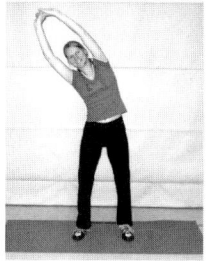
Rückenstrecker, schräge Bauch muskulatur

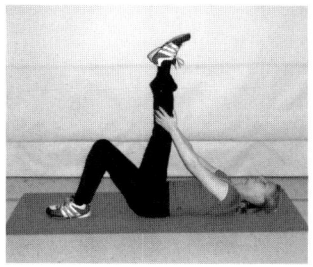
Abduktoren

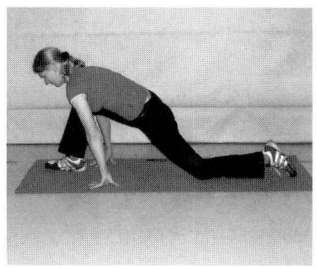
Kniebeuger

3.1.4 Gegenüberstellung verschiedener Dehnverfahren

Aufwärmung: Verkehrsüberwachung

Durchführung: Je nach Größe der Gruppe wird vor Beginn des Spieles ein Spielfeld abgesprochen oder gekennzeichnet (z.B. Hälfte der Halle oder Volleyballfeld bei kleinen Gruppen). Dann werden einige Teilnehmer ausgewählt, die als Polizisten den Verkehr regeln sollen. Diese stellen sich mit weit ausgebreiteten Armen an einer beliebigen Stelle des Spielfeldes auf. Die übrigen Mitglieder der Gruppe stellen die Verkehrsteilnehmer dar, die durch das Gewirr von Straßen laufen. Die Polizisten dürfen sie nun in verschiedene Richtungen lenken. Wenn sie mit weit ausgebreiteten Armen vor den Teilnehmern stehen bleiben, müssen diese die Richtung ändern. Oder die Polizisten drehen sich nach rechts oder links, dann dürfen die Verkehrsteilnehmer die Richtung beibehalten.
Hinweis: Die Polizisten sollten ausgetauscht werden, damit auch sie sich warmlaufen können.
Variation: Durch Einführung zusätzlicher Zeichen kann das Spiel erschwert werden:
- Hochhalten einer Hand bedeutet ‚anhalten'.
- Anzeigen der gewünschten Laufrichtung durch Absenken des rechten oder des linken Armes.
- Hochhalten beider Hände bedeutet eine Drehung um 180°.

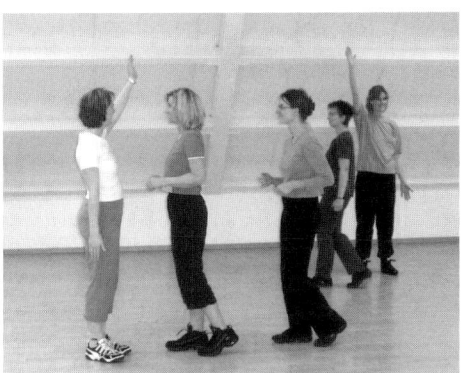

Hauptteil:

Der Hauptteil besteht aus zwei Teilen:
Im ersten Teil werden einige statische Dehnungsübungen zur Verbesserung der Beweglichkeit durchgeführt, die größtenteils bekannt sein sollten. Dabei wird jede Übung zweimal wiederholt und ca. 10 Sekunden gehalten.
Im zweiten Teil werden Dehnübungen nach der AED-Methode angewandt. Diese werden in Partnerarbeit durchgeführt, um gegebenenfalls untereinander Korrekturen zu ermöglichen. Jede Übung erfolgt zweimal pro Person, wobei die Muskulatur pro Durchgang zweimal angespannt und dann zweimal gedehnt werden soll.

Übungseinheiten ohne Zusatzmaterialien

Statisches Dehnen in Einzelarbeit
Trapezmuskel; Schulterblattheber
Durchführung: Im Stand (Knie leicht gebeugt) neigen die Teilnehmer den Kopf zunächst leicht zur rechten Seite, als ob sie ihr rechtes Ohr auf der rechten Schulter ablegen wollen.
Variation: Um die Dehnung zu intensivieren, kann der Zug mit Hilfe der rechten Hand verstärkt werden.
Hinweis: Das Brustbein sollte aufgerichtet werden.

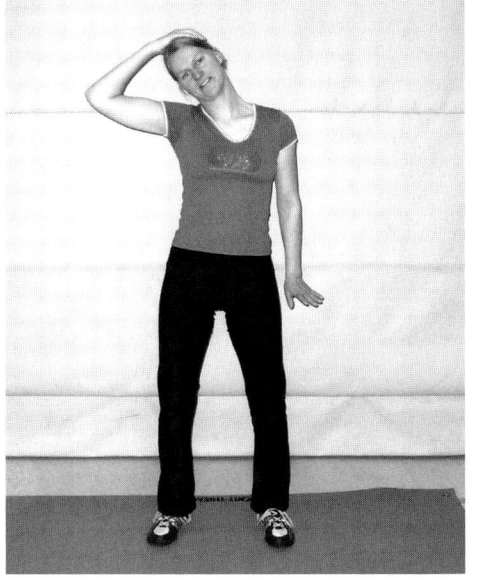

Brustmuskulatur
Durchführung: Jeder Teilnehmer stellt sich seitlich an eine Wand, so dass die rechte Schulter zur Wand zeigt. Der rechte Arm wird nun angewinkelt (ca. 90° im Schulter- und Ellbogengelenk) nach hinten geführt und mit Ober- und Unterarm an die Wand gelegt.
Variation: Sollte die Dehnung nicht ausreichen, kann der Oberkörper leicht zur linken Seite gedreht werden, um die Dehnung zu intensivieren.

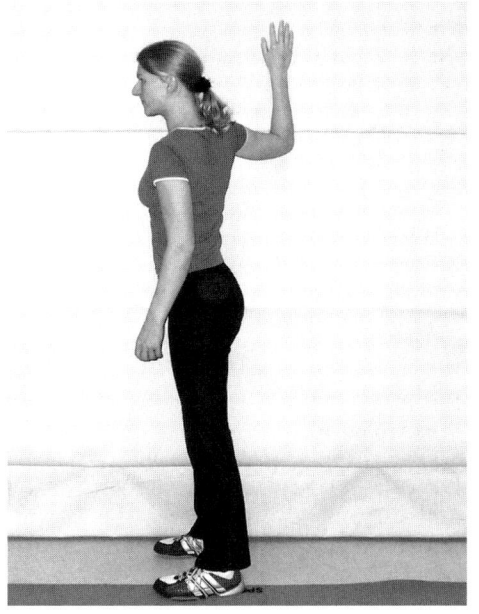

Gegenüberstellung verschiedener Dehnverfahren

Ellbogenstrecker

Durchführung: Die Teilnehmer heben den rechten Arm angewinkelt hinter den Kopf, so dass der Ellbogen nach oben zur Decke weist. Dann wird mit der linken Hand der Ellbogen nach links-unten gezogen, um in die Dehnung zu gelangen.

Hinweis: Es muss auf eine gerade Haltung des Rückens geachtet werden.

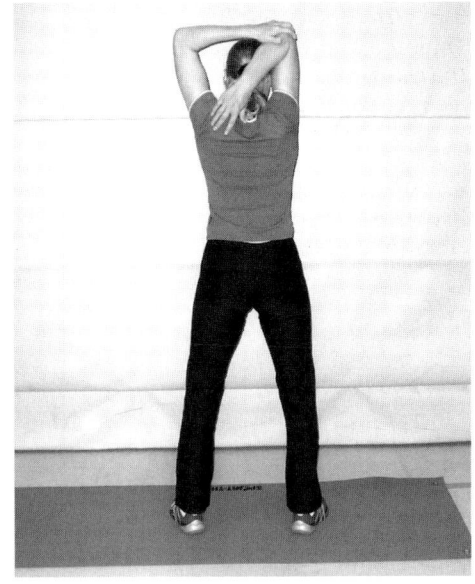

Kniebeuger

Durchführung: Die Teilnehmer befinden sich in der Rückenlage. Das linke Bein liegt gestreckt auf der Matte, das rechte Bein wird gestreckt zum Oberkörper gezogen.

50+: Ältere Teilnehmer haben häufig Schwierigkeiten, aus der Rückenlage an das Bein zu gelangen, um es heranzuziehen. In diesem Fall kann das linke Bein angewinkelt werden. Oder es können Hilfsmittel zum Heranziehen des Beines Verwendung finden.

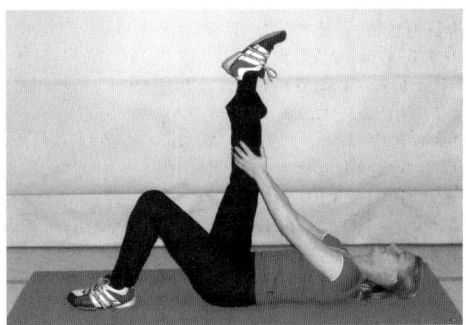

Kniestrecker

Durchführung: In der Bauchlage wird der rechte Fuß mit der rechten Hand zum Gesäß gezogen.

Hinweis: Bei der Übung sollte darauf geachtet werden, nicht ins Hohlkreuz zu fallen.

Variation: Die Übung kann auch im Stand absolviert werden, wobei jedoch die Möglichkeiten des Ausweichens größer sind.

50+: Am angenehmsten empfinden viele die Übung, wenn sie in der Seitlage durchgeführt wird.

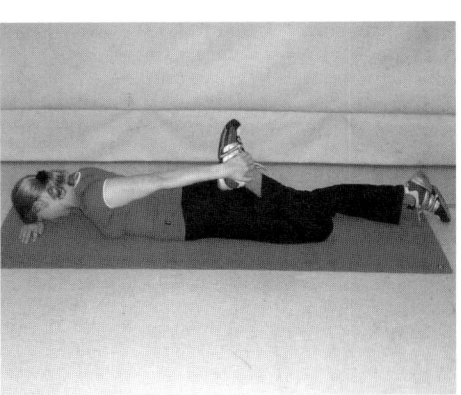

Übungseinheiten ohne Zusatzmaterialien

AED-Methode in Partnerarbeit
Trapezmuskel; Schulterblattheber
Durchführung: Ein Teilnehmer liegt in Rückenlage auf der Matte. Der Partner kniet hinter dem Kopf und legt die rechte Hand an die linke Schläfe des Partners und die linke Hand an die linke Schulter. Dann wird der Kopf des Partners sanft nach rechts bewegt, so als ob das rechte Ohr die rechte Schulter berühren soll. Mit der linken Hand wird die linke Schulter langsam in Richtung des linken Fußes gedrückt. Sobald eine angenehme Dehnposition erreicht ist, soll der liegende Partner unter Beibehaltung der Position Druck gegen die rechte Hand ausüben. Nach ca. 3-6 Sekunden wird die Spannung aufgegeben und die Dehnung intensiviert.
Hinweis: Der Partner soll darauf achten, dass der Kopf nicht gekippt wird.

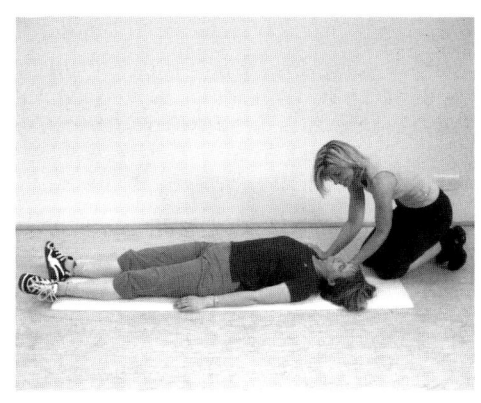

Brustmuskulatur
Durchführung: Ein Teilnehmer sitzt aufrecht auf der Matte, die Beine sind angestellt, die Arme werden leicht angewinkelt abgehoben. Der Partner stellt sich dahinter und stützt den Rücken des Übenden mit den Beinen ab. Dann greift er von oben über die Arme und nimmt dem Partner das Gewicht der Arme an den Oberarmen ab. Nach Absprache zieht er die Arme vorsichtig nach hinten oben. Nach Erreichen einer ausreichenden Dehnposition spannt der Partner die Brustmuskulatur gegen den Widerstand an, so als ob er die Arme vorn zusammenführen möchte.
Hinweis: Da die Kraft der Brustmuskulatur meist die Fähigkeit des Partners, die Arme zu halten, übersteigt, müssen die Partner sich gut aufeinander abstimmen.

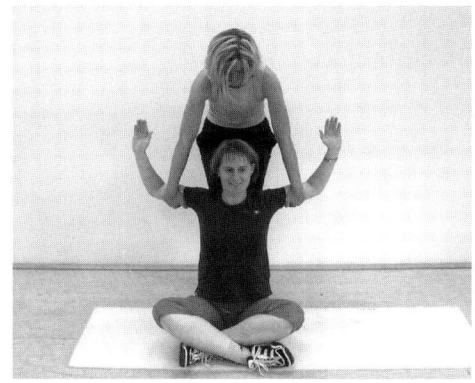

Ellbogenstrecker
Durchführung: Ein Teilnehmer sitzt auf der Matte und nimmt den rechten Arm angewinkelt hinter den Kopf. Der Partner drückt den Arm am Ellbogen leicht nach unten. Der Gegendruck erfolgt hier mit dem Ellbogen nach oben (Richtung Decke).

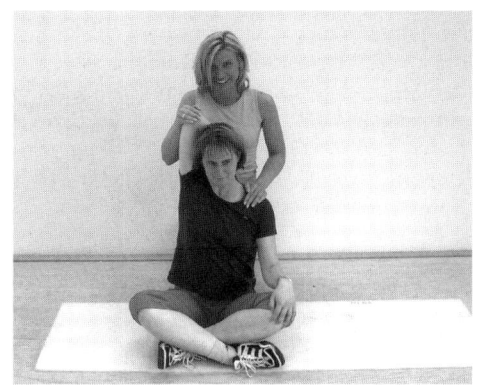

Kniebeuger

Durchführung: Einer der Partner befindet sich in Rückenlage auf der Matte, das linke Bein liegt flach auf dem Boden. Nun bewegt der Partner das rechte Bein gestreckt Richtung Oberkörper, ohne dass das linke Bein vom Boden abgehoben wird. Der Gegendruck erfolgt mit dem gedehnten Bein gegen die Hand des Partners (Richtung Boden).
50+: Bei Bedarf kann das nicht zu dehnende Bein angewinkelt auf der Matte abgestellt werden.

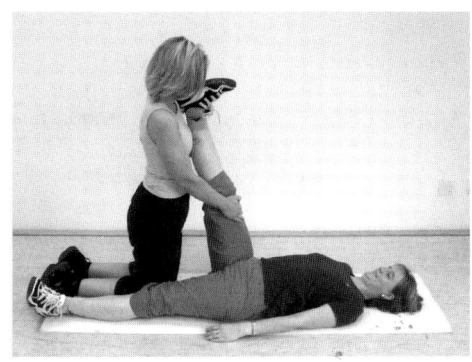

Kniestrecker

Durchführung: Ein Teilnehmer liegt in Bauchlage auf der Matte, das rechte Bein wird angewinkelt. Der Partner bewegt nun den rechten Fuß in Richtung Gesäß. Die Anspannung erfolgt gegen die Hand des Partners, so als ob das Bein gestreckt werden soll.

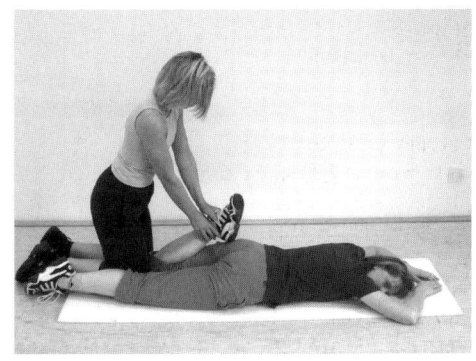

Abschluss: Körperwahrnehmung (Rücken an Rücken)

Durchführung: Die eine Hälfte der Teilnehmer stellt sich nebeneinander in einer Reihe auf, die Augen von den anderen abgewandt und geschlossen. Die anderen Teilnehmer verteilen sich auf die stehenden Mitglieder der Gruppe, so dass jeweils zwei Teilnehmer Rücken an Rücken zusammenstehen. Durch Ertasten mit Rücken und Kopf soll der Teilnehmer mit den geschlossenen Augen versuchen, sich Größe, Breite usw. des Partners zu merken. Auf Kommando wechselt die zweite Hälfte der Gruppe einige Male die Partner, bis sie sich irgendwann wieder bei ihrem ersten Partner anstellen. Das Spiel wird so lange durchgeführt, bis jeder seinen 1. Partner wieder erkannt hat.
Hinweis: Vor dem Spiel sollten alle Teilnehmer darauf hingewiesen werden, dass sie...
...die Augen geschlossen halten sollen, wenn sie mit Raten an der Reihe sind.
...während des Spiels nicht reden sollen.

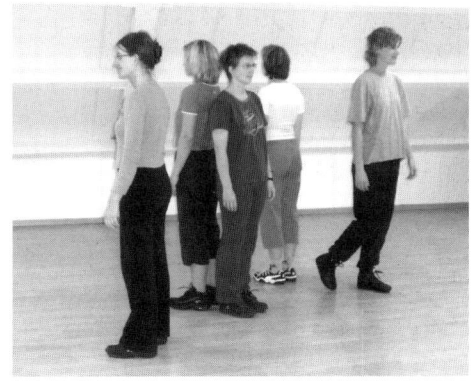

Übungseinheiten ohne Zusatzmaterialien

Auf einen Blick

Aufwärmung

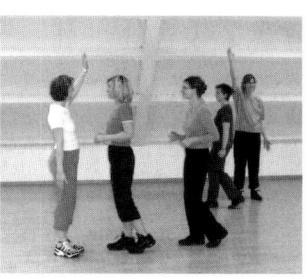

Verkehrsüberwachung

**Hauptteil:
Statisches Dehnen in Einzelarbeit**

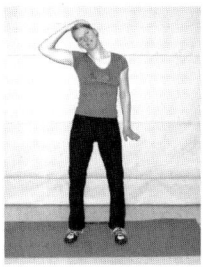

Trapezmuskel,
Schulterblattheber

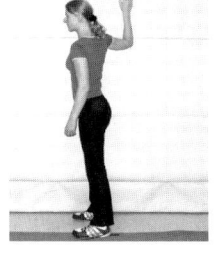

Brustmuskulatur

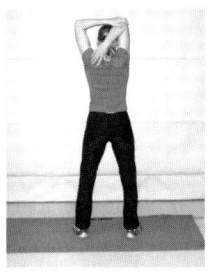

Ellbogenstrecker

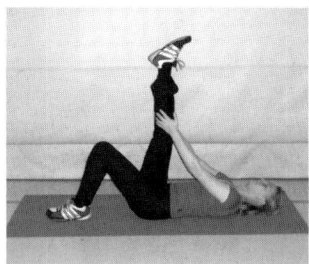

Kniebeuger

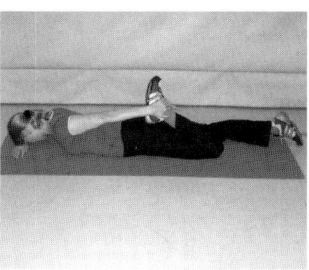

Kniestrecker

AED-Methode in Partnerarbeit

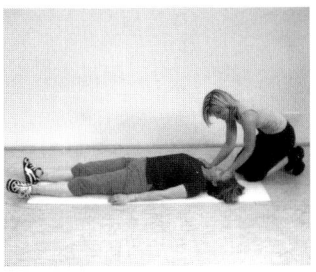

Trapezmuskel,
Schulterblattheber

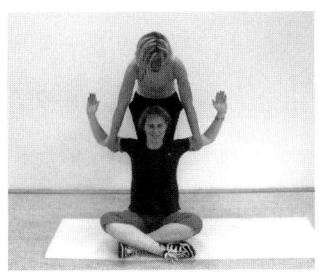

Brustmuskulatur

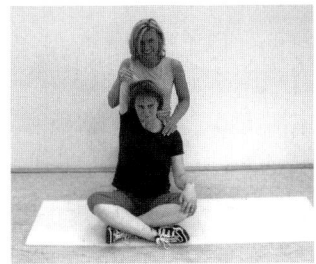

Ellbogenstrecker

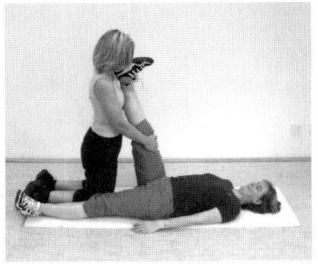

Kniebeuger

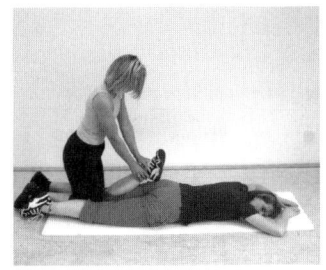

Kniestrecker

Abschluss:

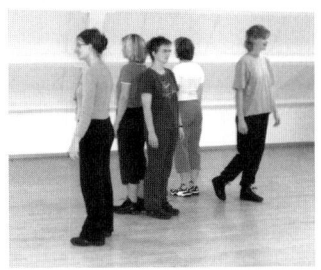

Rücken an Rücken

3.2 Übungseinheiten mit Sportgeräten

3.2.1 Bänke

Aufwärmung: Bankaerobic
Die Teilnehmer stehen vor den Bänken und führen folgende Schritte im Rhythmus der Musik durch:
- mit den Fersen die Bank berühren und Fuß wieder absetzen
- mit den Zehenspitzen die Bank berühren und Fuß wieder absetzen
- einen Fuß auf der Bank stehen lassen und dabei in die Knie gehen
- einen Fuß oben lassen und auf die Zehenspitzen des Standbeines stellen
- ...

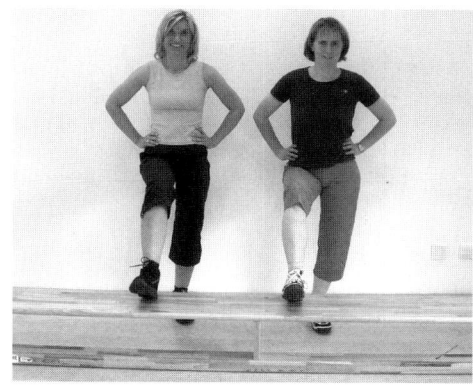

Hauptteil: Kräftigung mit Bänken

Gerade Bauchmuskulatur (in Partnerarbeit)
Durchführung: Die Teilnehmer befinden sich in der Rückenlage auf der Matte. Die Beine sind leicht angewinkelt und die Füße liegen auf der Bank auf. Der Partner liegt in entsprechender Position auf der Gegenseite der Bank. Auf Kommando wird der Rücken in die Matte gepresst und beide Beine abgehoben. Jeweils ein Bein wird zum Oberkörper herangezogen, mit dem anderen Fuß wird Kontakt zum Fuß des Partners aufgenommen und dagegen gehalten. In Absprache mit dem Partner wird ein Seitentausch vorgenommen.
Hinweis: Der Übungsleiter sollte zwischendurch kontrollieren, ob der Kontakt des Rückens mit dem Boden gewährleistet ist.
Variation: Die Kommandos zum Seitenwechsel werden vom Übungsleiter gegeben, um einen besseren Überblick über die Dauer der Anspannung zu haben.
50+: Um die Übung zu erleichtern, kann das Bein, das eigentlich zum Körper herangezogen werden sollte, auf der Bank abgelegt werden.

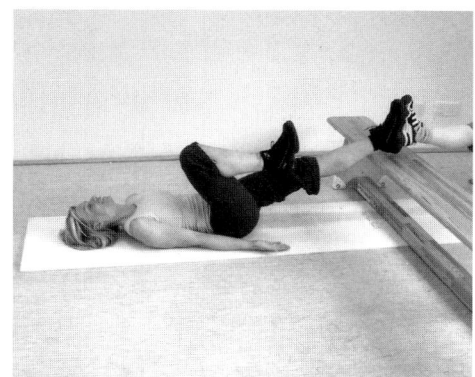

Bänke

Kniebeuger, Abduktoren

Durchführung: Die Teilnehmer begeben sich in Rückenlage auf die Matte, die Füße liegen bei annähernd gestreckten Beinen auf der Bank auf. Dann wird der Rücken in die Matte gedrückt und das Gesäß vom Boden abgehoben. Anschließend werden auf Kommando des Übungsleiters die Beine im Wechsel abgehoben.
Hinweis: Die Arme sollten auch hier mit nach oben zeigenden Handflächen auf der Matte aufliegen.
Variation: Erschwert wird die Übung, wenn die Arme in Schulterhöhe oder über dem Kopf abgelegt werden.
50+: Die Übung kann für ältere Teilnehmer leichter gestaltet werden, indem die Beine auf der Bank liegen bleiben und mit den Fersen leichter Druck auf die Bank ausgeübt wird.

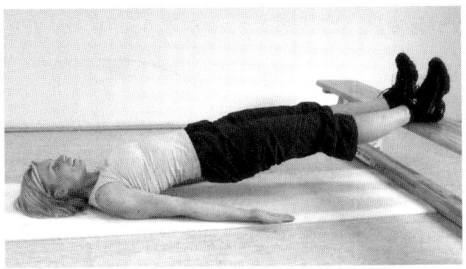

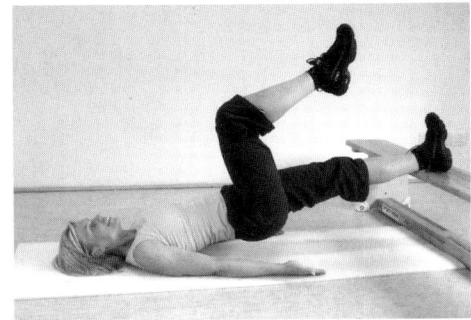

Ganzkörperkräftigung

Durchführung: Aus der Seitlage stützen sich die Teilnehmer auf einem Unterarm ab und legen ihre Beine auf die Bank. Diese Position wird gehalten.
Hinweis: Mit einer weichen Unterlage (Kissen, Teppichfliese oder Matte) wird das Ablegen der Beine auf der Bank angenehmer. Es sollte darauf geachtet werden, dass der Körper in der Hüfte nicht abknickt.
50+: Durch Verkürzen des Hebels (Abwinkeln der Beine im Kniegelenk und Ablegen der Knie auf der Bank) wird die Übung einfacher.

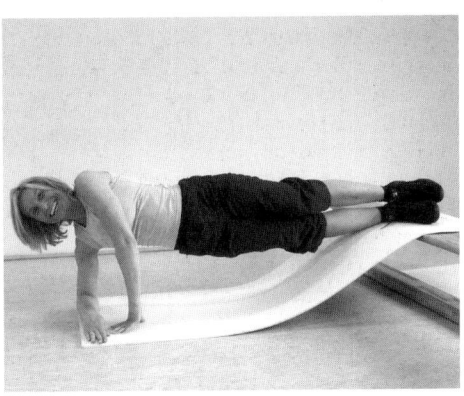

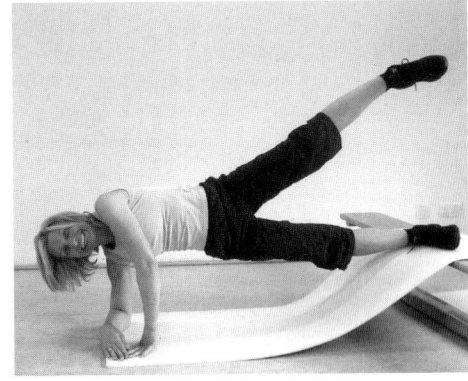

Übungseinheiten mit Sportgeräten

Ganzkörperkräftigung

Durchführung: Die Teilnehmer begeben sich in den Vierfüßlerstand und legen aus dieser Position ihre Unterarme auf die Bank. Dann werden die Knie leicht vom Boden gelöst und die Position gehalten.

Hinweis: Auch hier hilft eine weiche Unterlage, die Übung angenehmer zu gestalten.

Variation: Durch das Abheben eines Beines wird die Übung erschwert.

50+: Ab dieser Altersgruppe bietet es sich an, die Knie und das Gesäß etwas höher zu nehmen, um den Winkel im Kniegelenk zu vergrößern und damit die Belastung zu verringern.

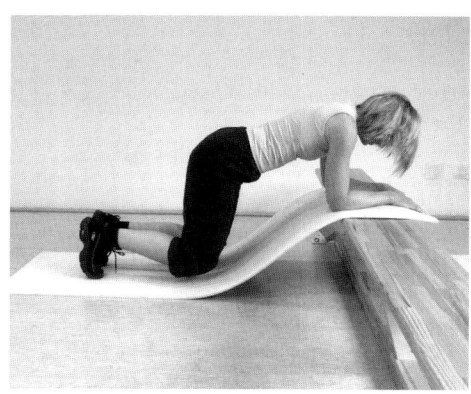

Brustmuskulatur, Deltamuskel und Ellbogenstrecker

Durchführung: Die Teilnehmer befinden sich immer noch im Vierfüßlerstand vor der Bank. Dann stützen sie sich mit den Händen auf der Bank ab und heben und senken den Oberkörper im Wechsel (Liegestütz).

Hinweis: Die Fingerspitzen sollten hierbei leicht nach innen zeigen und die Arme nicht vollkommen gestreckt werden.

Variation: Je weiter die Teilnehmer mit den Beinen nach hinten wandern, also den Hebel vergrößern, desto schwerer wird die Übung.

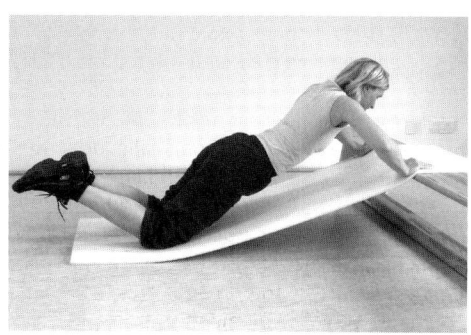

Ellbogenstrecker, Ellbogenbeuger und Trapezmuskel

Durchführung: Die Teilnehmerinnen sitzen auf der Bank und suchen sich mit ihren Händen einen festen Halt (an der Kante oder auf der Bank). Anschließend werden die Beine weit nach vorn gestellt, das Gesäß von der Bank abgehoben und abwechselnd abgesenkt und wieder angehoben.

Hinweis: Der Winkel im Ellenbogengelenk sollte 90° nicht unterschreiten und beim Hochdrücken nicht voll gestreckt sein.

50+: Besonders bei älteren Teilnehmerinnen sollte vor Durchführung der Übung die Handhaltung ausprobiert werden. Um Schmerzen im Handgelenk vorzubeugen, kann hier z.B. auch ein Abstützen mit geschlossener Handhaltung (Fäusten) erfolgen, sofern die Härte der Bank durch eine Matte oder Ähnlichem gemildert wurde.

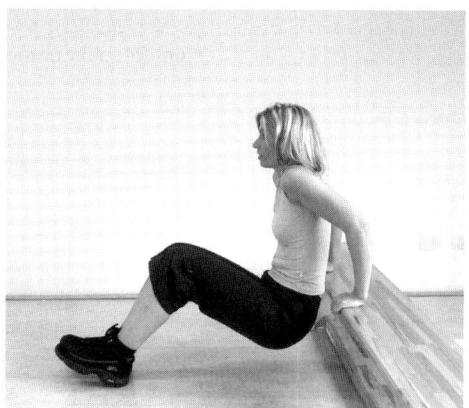

Abschluss:

Waschstraße (Zusatzmaterial: zwei Rollbretter und gegebenenfalls Igelbälle)
Durchführung: Zwei Bänke werden mit einem Abstand von etwa 1 m gegenübergestellt. Dann setzen sich die Teilnehmer (Gesichter einander zugewandt) auf die Bänke. Ein Teilnehmer legt sich bäuchlings auf die zwei Rollbretter und wird dann mit Hilfe seiner Mitspieler von einem Ende der beiden Bänke bis zum anderen Ende geleitet. Während er hindurchgleitet, wird er von der Waschanlage gereinigt, indem die anderen ihn mit ihren Händen „bearbeiten" (z.B. massieren, streicheln, klopfen an Rücken, Armen und Beinen).

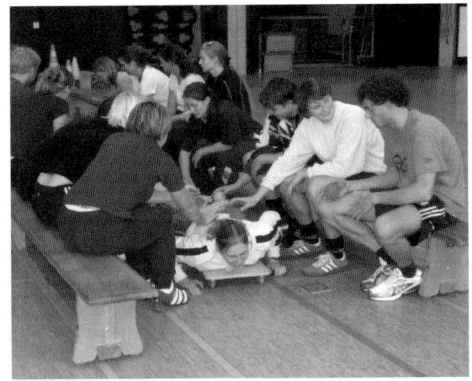

Hinweis: Es sollte ausreichend Zeit eingeplant werden, um alle in den Genuss kommen zu lassen. Bei größeren Gruppen empfiehlt es sich, zwei Waschanlagen aufzubauen.
Variation: Veränderungen des Spieles sind durch zusätzliche Materialien (z.B. Tennisbälle oder Igelbälle) oder andere Rahmengeschichte möglich (z.B. Tunnelfahrt oder Geisterbahn)
50+: In dieser Altersgruppe herrschen beim ersten Mal häufig Vorbehalte gegen das Spiel. Aus Scheu vor dem Kontakt mit den anderen oder aus Respekt vor dem neuen Material Rollbrett möchte niemand so richtig loslegen. Als Übungsleiter sollte man sich daher an seine Vorbildrolle erinnern und sich als Erster in die Waschstraße begeben. Weiche Unterlagen für die Rollbretter machen dieses Material zudem weniger Respekt einflößend.

Übungseinheiten mit Sportgeräten

Auf einen Blick

Aufwärmung

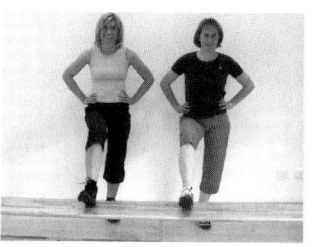

Bankaerobic

Hauptteil

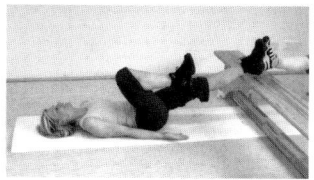

Gerade Bauchmuskulatur

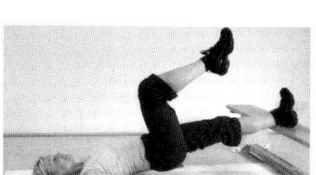

Kniebeuger, Abduktoren

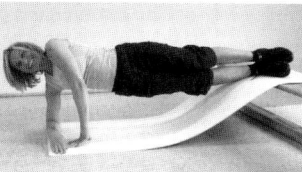

Ganzkörperkräftigung

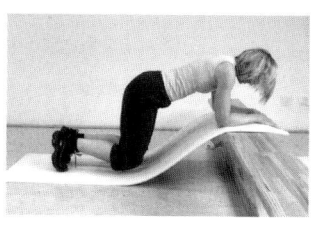

Ganzkörperkräftigung

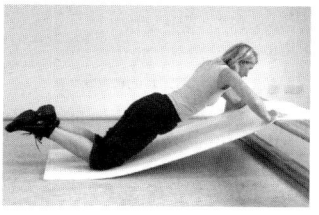

Brustmuskulatur, Deltamuskel, Ellbogenstrecker

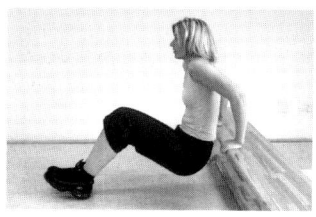

Ellbogenstrecker, Ellbogenbeuger, Trapezmuskel

Abschluss

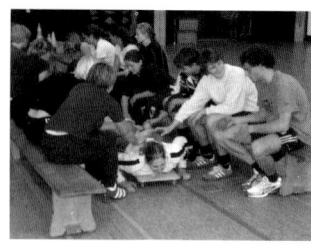

Waschstraße

44

3.2.2 Kleine Kästen

Aufwärmung: Transportstaffel

Materialbedarf:
- Vier kleine Kästen oder Markierungskegel
- Zwei kleine Kästen als Aufbewahrungsort für...
- ...Tennisbälle oder andere Kleinmaterialien in der 5-8fachen Menge der Teilnehmer

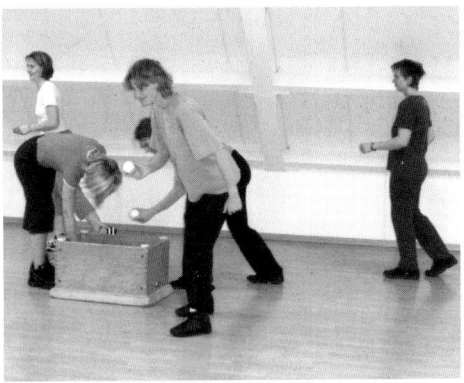

Durchführung: Zwei Teams treten gegeneinander an: Team 1 soll innerhalb eines Viereckparcours (z.B. Volleyballfeld, begrenzt durch Kegel oder kleine Kästen) Bälle von einem umgedrehten Kasten in den anderen transportieren. Die Kästen bilden dabei eine Diagonale innerhalb des Vierecks. Alle Mitglieder der 1. Mannschaft laufen gemeinsam los, dürfen aber jeweils nur einen Ball gleichzeitig hinübertragen.
Team 2 läuft in der Zeit außen um den Parcours herum, wobei jeder sein eigenes Tempo wählen kann. Sobald Team 1 den letzten Ball abgelegt hat, halten die Teilnehmer von Team 2 an und zählen, wie viele Runden sie gemeinsam erreicht haben. Anschließend werden die Aufgaben gewechselt. Welche Mannschaft schafft die meisten Runden?

Hinweis: Die Anzahl der Bälle richtet sich nach der Gruppengröße und der Größe des Feldes: Bei 12 Teilnehmerinnen wären 6 in jeder Mannschaft. Wird das Volleyballfeld gewählt, reicht es zum Aufwärmen aus, wenn jede 10-15 Bälle transportiert (d.h. 60-90 Tennisbälle).

Variation: Anstelle der Tennisbälle können auch Bierdeckel, Steine, Tücher, Legosteine o.Ä. gewählt werden. Sind diese Gegenstände nicht in ausreichender Zahl vorhanden, können sie entweder gemischt werden oder der Parcours wird vergrößert, damit weniger Gegenstände transportiert werden müssen.

50+: Bei Gruppen mit älteren Teilnehmerinnen kann anstelle des Laufparcours ein Walkparcours durchgeführt werden.

Übungseinheiten mit Sportgeräten

Hauptteil (Kräftigen mit kleinen Kästen)

Materialbedarf:
- Kleine Kästen in der Anzahl der Teilnehmer (Kastenoberteile oder Stühle als Ersatz sind ebenfalls möglich)
- Matten in der Anzahl der Teilnehmer

Kniebeuger, Abduktoren und großer Gesäßmuskel

Durchführung: Die Teilnehmerinnen befinden sich in Rückenlage auf der Matte, die Beine liegen angewinkelt auf dem Kasten auf. Zur Kräftigung wird das Gesäß einige Zentimeter vom Boden abgehoben und oben gehalten.

Hinweis: Um eine Kippung des Beckens nach vorn (und damit eine leichte Hohlkreuzneigung) zu verhindern, kann vor Abheben des Gesäßes der Rücken nach unten gegen die Matte gedrückt werden.

Variation: Die Teilnehmerinnen können versuchen, die Beine im Wechsel von dem Kasten abzuheben. Erschwert werden kann die Übung durch eine Veränderung der Armhaltung: Breitet man sie seitlich neben dem Körper aus oder streckt sie lang über den Kopf, fällt es schwerer, das Gleichgewicht zu halten.

50+: Ältere Teilnehmerinnen können die Übung variieren, indem sie die Fersen im Wechsel nach unten gegen den Kasten drücken.

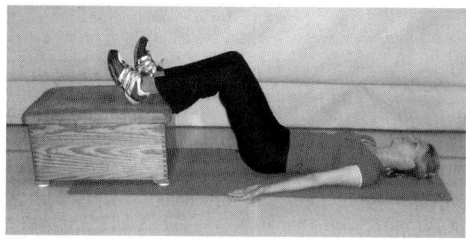

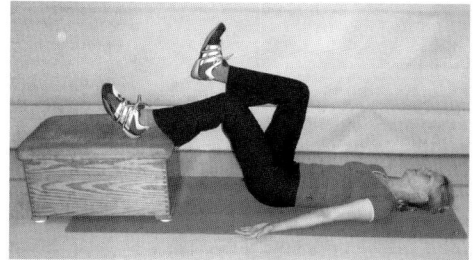

Gerade Bauchmuskulatur

Durchführung: Die Teilnehmer befinden sich in einer aufrechten Sitzposition auf dem Kasten. Nachdem die Arme hinter den Körper geführt und die Beine abgehoben wurden, neigen sie sich leicht nach hinten, ohne den Abstand zwischen Brust- und Schambein zu verändern.

Hinweis: Die Füße lösen sich mit einem 90°-Winkel vom Boden.

Variation: Beim Rückwärtsneigen kann jeweils ein Arm gestreckt nach hinten oben geführt werden, ohne die aufrechte Position zu verändern.

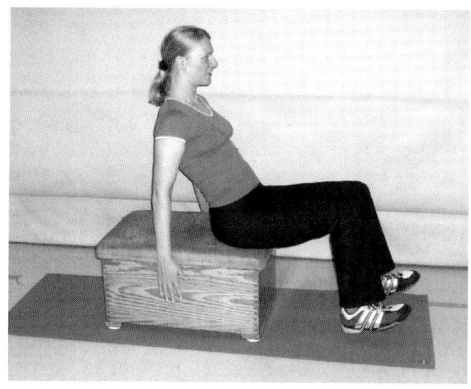

Rückenstrecker

Durchführung: Die Teilnehmerinnen setzen sich mit mehr als schulterbreit gespreizten Beinen aufrecht auf den Kasten. Dann werden die Arme in U-Halte seitlich abgehoben (Daumen zeigen nach hinten oben) und der Oberkörper wird mit geradem Rücken vorgebeugt. Diese Position wird gehalten.

Hinweis: Als Übungsleiter sollte man darauf achten, dass die Teilnehmerinnen den Kopf nicht mit nach vorn beugen, sondern diesen in Verlängerung der Wirbelsäule belassen. Außerdem neigt man bei dieser Übung dazu, die Arme mit zunehmender Dauer absinken zu lassen. Auch hier sollten gegebenenfalls Korrekturen erfolgen.

Variationen: Über verschiedene Armbewegungen wie strecken, zur Seite führen, schwimmen usw. kann die Übung verändert bzw. erschwert werden.

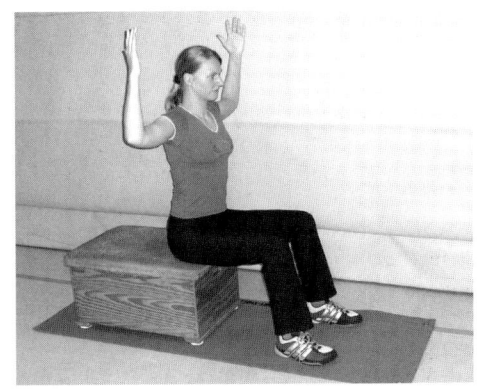

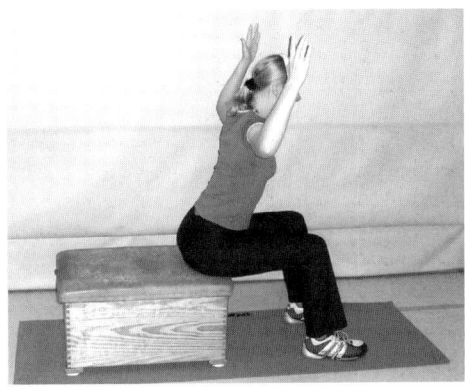

Rückenstrecker und schräge Bauchmuskulatur

Durchführung: Ausgangsposition und Durchführung wie bei Übung 3. Einzige Änderung ist die leichte Rotation des Oberkörpers in der Vorbeuge.

Hinweis: Um den Teilnehmerinnen die Übung zu verdeutlichen, sollen sie sich vorstellen, sie wollten unter ihrem rechten bzw. linken Arm hindurchschauen. Als Übungsleiter ist es wichtig, auf die gerade Rückenhaltung zu achten und bei Absacken des Oberkörpers die Durchführung abzubrechen.

Variation: Veränderungen der Übung können auch hier über abweichende Armhaltungen stattfinden.

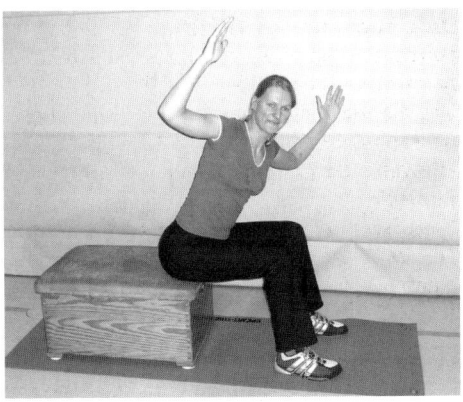

Übungseinheiten mit Sportgeräten

Ellbogenstrecker, Ellbogenbeuger und Trapezmuskel
Durchführung: Die Teilnehmerinnen sitzen auf dem Kasten und suchen sich mit ihren Händen einen festen Halt (an der Kante oder auf dem Kasten). Anschließend werden die Beine weit nach vorn gestellt, das Gesäß vom Kasten abgehoben und abwechselnd abgesenkt und wieder angehoben.
Hinweis: Der Winkel im Ellenbogengelenk sollte 90° nicht unterschreiten und beim Hochdrücken nicht voll gestreckt sein.
50+: Besonders bei älteren Teilnehmerinnen sollte vor Durchführung der Übung die Handhaltung ausprobiert werden. Um Schmerzen im Handgelenk vorzubeugen, kann hier z.B. auch ein Abstützen mit geschlossener Handhaltung (Fäusten) erfolgen.

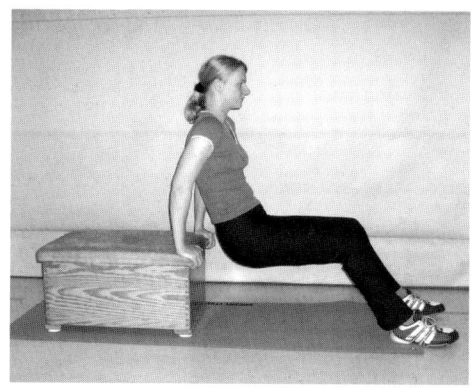

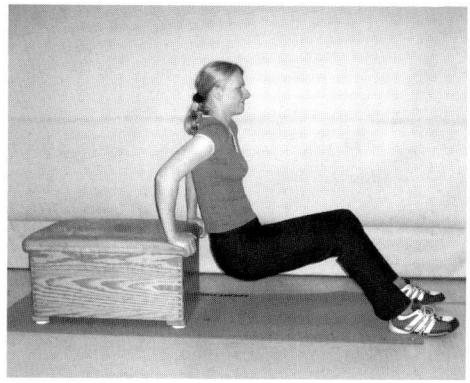

Abschluss: Nackenmassage

Durchführung: Um einen geruhsamen Stundenausklang zu gewährleisten, bietet es sich bei der Kasteneinheit an, in Partnerarbeit eine Nackenmassage durchzuführen. Dabei bleibt ein Teilnehmer in bequemer Haltung auf dem Kasten sitzen, während der Partner kurz seinen Nacken mit kreisenden Bewegungen massiert.
Hinweis: Vor der Massage sollte darauf hingewiesen werden, dass nicht direkt auf der Wirbelsäule massiert werden darf.

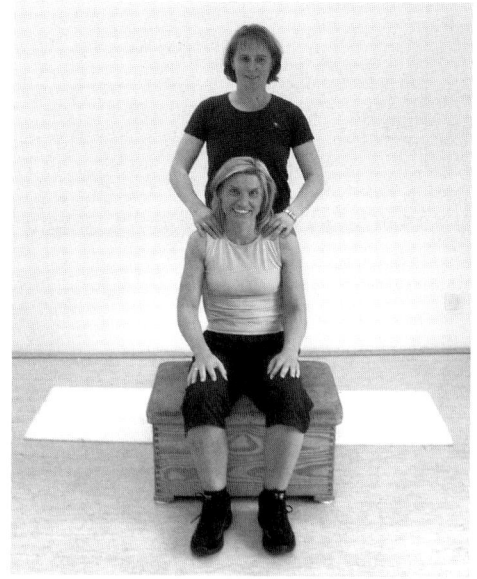

Auf einen Blick

Aufwärmung

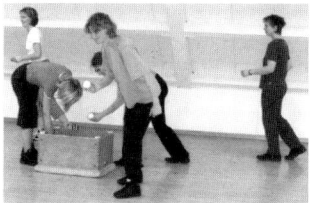

Transportstaffel

Hauptteil

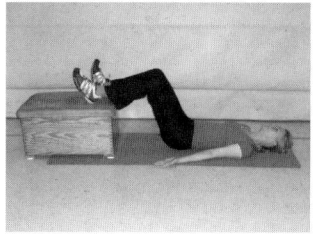 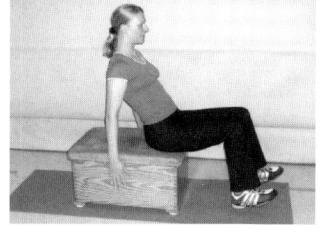

Kniebeuger, Abduktoren　　　Gerade Bauchmuskulatur

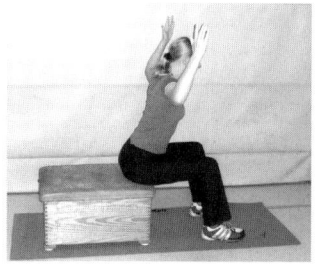 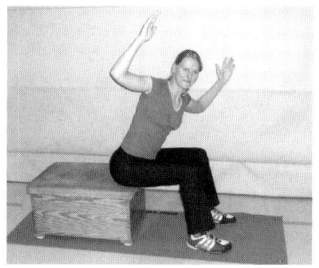 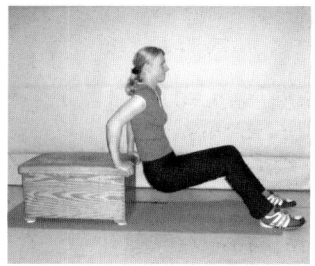

Rückenstrecker　　　Rückenstrecker, Schräge Bauch-Muskulatur　　　Ellbogenstrecker, Ellbogenbeuger, Trapezmuskel

Abschluss

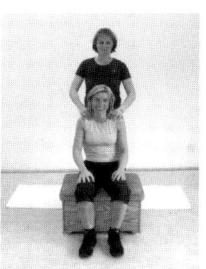

Nackenmassage

Übungseinheiten mit Sportgeräten

3.2.3 Pezziball

Aufwärmung: Bällen entkommen
Durchführung: Jeder Teilnehmer erhält einen Pezziball und rollt diesen vor sich her durch die Halle. Auf ein Kommando des Übungsleiters schieben die Mitspieler ihre Bälle von sich weg, so dass sich alle Pezzibälle nun kreuz und quer durch die Halle bewegen. Sobald ein Ball auf einen Teilnehmer trifft, muss dieser ihm ausweichen und ihn in eine andere Richtung rollen.
Hinweis: Bei kleinen Gruppen empfiehlt es sich, das Feld zu begrenzen.
Variation:
- Die Bälle können geprellt werden, um das Spiel zu erschweren.
- Ergänzend kann festgelegt werden, dass alle, die von einem Ball getroffen wurden, stehen bleiben müssen, bis sie erlöst werden. Die Befreiung kann beispielsweise erfolgen, indem ein Mitspieler einen Pezziball um ihn herumrollt.

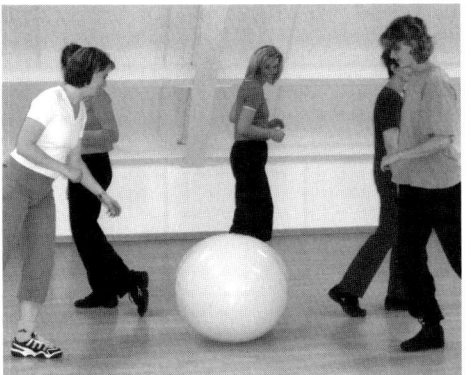

Hauptteil: Kräftigung

Ganzkörperkräftigung
Durchführung: Die Teilnehmer rollen vorwärts über den Ball bis die Knie auf dem Ball liegen und sie sich auf dem Boden mit den Händen abstützen können. Diese Position wird gehalten.
Hinweis: Der Übungsleiter sollte darauf achten, dass der Rücken gerade gehalten wird. Hält ein Teilnehmer dies nicht ein, sollte er mit den Händen wieder etwas weiter zurückwandern.
Variation:
- Die Übung kann erschwert werden, wenn man mit den Händen noch weiter nach vorn rückt. Außerdem ist auch hier eine Durchführung von Gesundheitsliegestütz möglich.

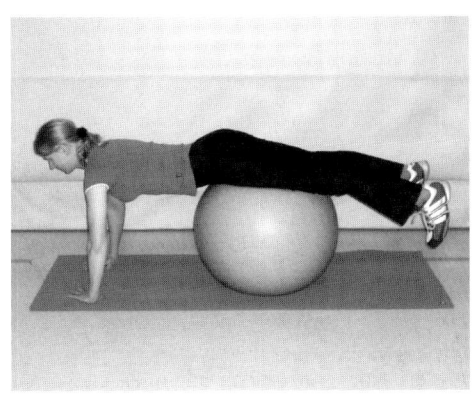

Gerade Bauchmuskulatur
Durchführung: Die Teilnehmer begeben sich in die Rückenlage und legen beide Füße auf dem Ball ab. Dann werden Kopf, Schultern und Arme leicht vom Boden abgehoben und die Position beibehalten.
Hinweis: Der Winkel im Hüftgelenk sollte etwa 90° betragen.
Variation: Durch leichtes Auf- und Abwärtsbewegen kann die Übung dynamisch gestaltet werden.

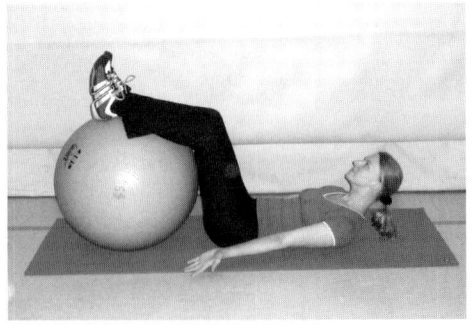

Kniebeuger

Durchführung: Aus der Rückenlage werden die Füße bei annähernd gestreckten Beinen auf dem Ball abgelegt. Nachdem das Gesäß vom Boden gelöst wurde, kann jeweils ein Bein angezogen, nach oben gestreckt und dann nach vorn geschoben werden.

Variation: Die Durchführung kann auch ohne Ball aus der Brückenposition erfolgen.

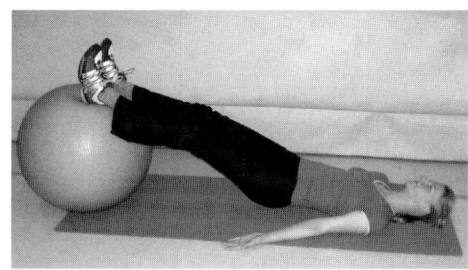

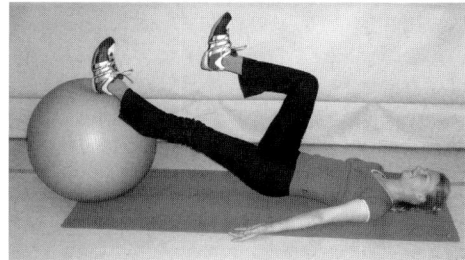

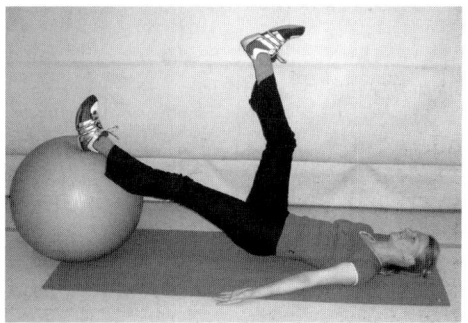

Ganzkörperkräftigung (in Partnerarbeit)

Durchführung: Die Partner stellen sich in Schrittstellung gegenüber und greifen den Ball mit leicht angewinkelten Armen. Nach Absprache beginnen sie, den Ball zu sich heranzuziehen.

Hinweis: Die Kräfte sollen so ausbalanciert werden, dass sich der Ball nicht hin- und herbewegt.

Variation: Sofern die Kräfte der Partner nicht übereinstimmen, kann der Ball gemeinsam vor dem Körper zusammengepresst werden.

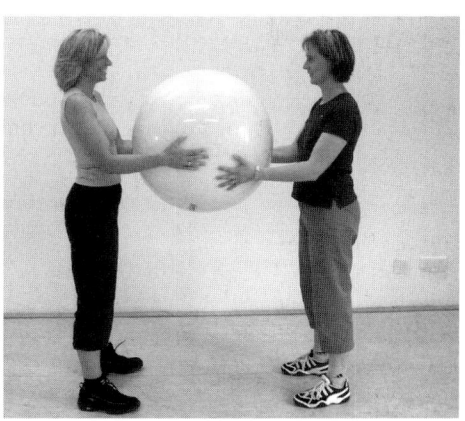

Übungseinheiten mit Sportgeräten

Kniestrecker (in Partnerarbeit)
Durchführung: Die Partner stellen sich gegenüber auf. Der Ball liegt zwischen ihnen. Dann stellen sie jeweils einen Fuß auf den Ball und üben Druck nach unten aus.
Hinweis: Die Partner sollten entweder beide den rechten oder beide den linken Fuß auf den Ball stellen, um ein Wegrollen zu vermeiden. Außerdem ist es sinnvoll, einen etwas kleineren Ball für diese Übung zu verwenden, damit der Winkel im Hüftgelenk nicht zu klein ist.
50+: Sollten sich die Teilnehmer unsicher fühlen, kann die Übung abgewandelt werden, indem ein Partner den Ball einfach nur festhält. Durch Handfassung der Partner wird die Ausübung ebenfalls erleichtert.

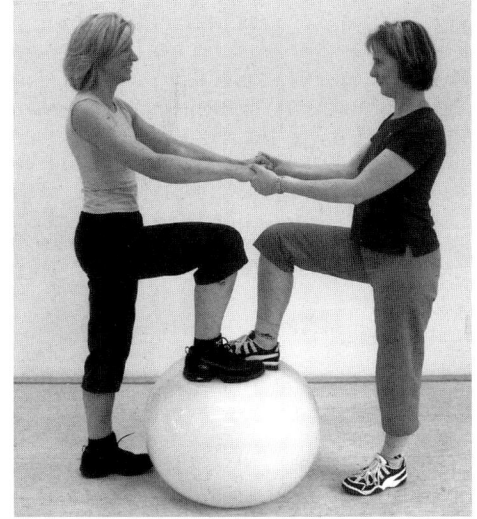

Kniestrecker (in Partnerarbeit)
Durchführung: Die Partner stellen sich Rücken an Rücken und klemmen den Ball etwa auf Schulterblatthöhe ein. Dann gehen sie gemeinsam in die Knie.
Hinweis: Um weit genug in die Knie gehen zu können, muss das Gewicht zum Großteil an den Partner (bzw. den Ball) angelehnt werden. Die Füße müssen mehr als schulterbreit und ein Stück vor dem Körper aufgestellt werden.
Variation: Die Übung kann nach Absprache sowohl dynamisch als auch statisch durchgeführt werden.
50+: Sollten sich die Teilnehmer unsicher fühlen, ihr Gewicht dem des Partners anzuvertrauen, können sie die Übung auch einzeln an der Wand absolvieren.

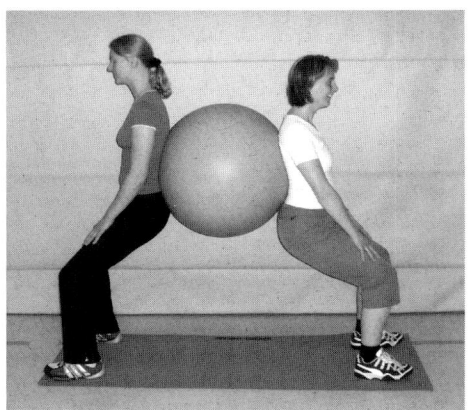

Abschluss: Entspannung (in Partnerarbeit)

Ausrollen auf dem Pezziball
Durchführung: Ein Teilnehmer legt sich bäuchlings auf den Ball und lässt sich von seinem Partner sanft hin- und herrollen.
Hinweis: Oft fällt es den Teilnehmern leichter, locker zu lassen, wenn sie sich mit den Schienbeinen noch auf dem Boden abstützen.

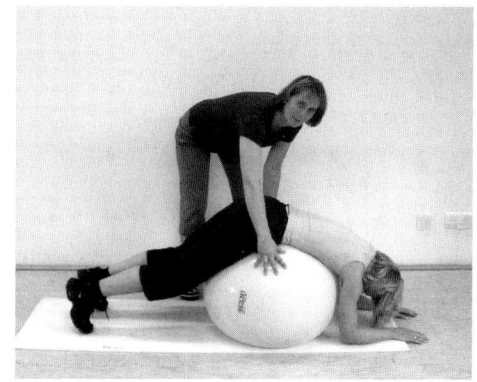

Massieren mit dem Pezziball
Durchführung: Ein Teilnehmer legt sich bäuchlings auf die Matte. Daraufhin beginnt der Partner, den Pezziball in langsam kreisenden Bewegungen über dessen Körper zu rollen.
Hinweis: Mit Hilfe des Balles wird ein direkter Kontakt vermieden, so dass auch Arme, Beine und Gesäß miteinbezogen werden können.

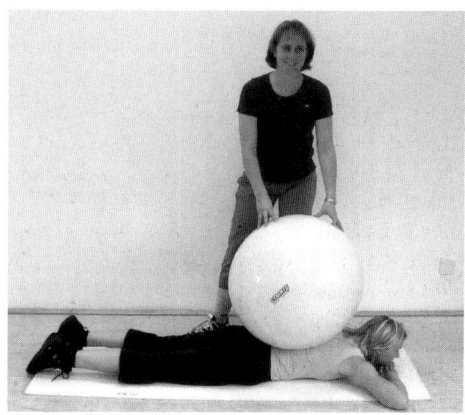

Übungseinheiten mit Sportgeräten

Auf einen Blick

Aufwärmung

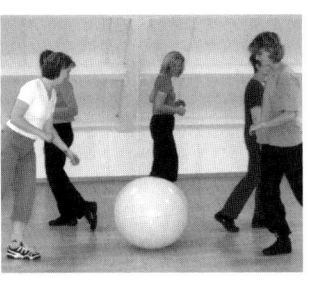

Bällen entkommen

Hauptteil

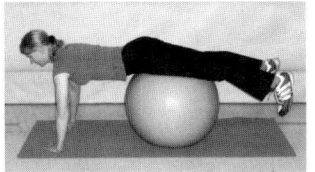   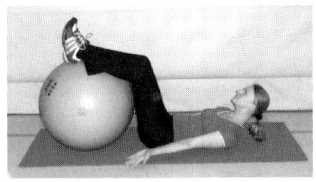   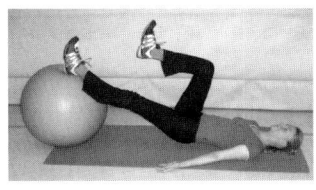

Ganzkörperkräftigung   Gerade Bauchmuskulatur   Kniebeuger

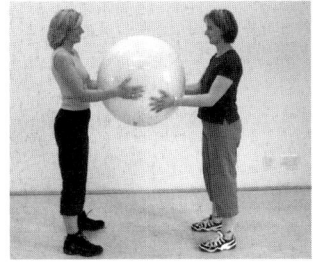   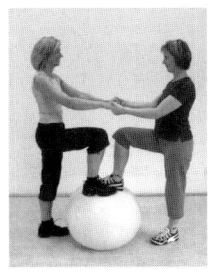   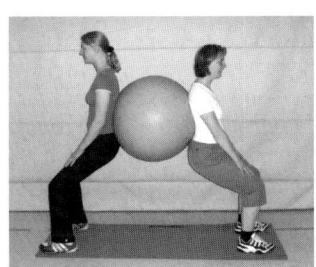

Ganzkörperkräftigung   Kniebeuger   Kniestrecker

Abschluss

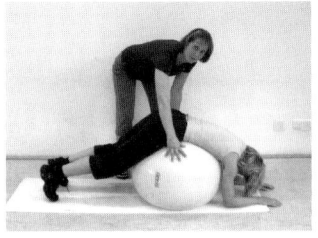   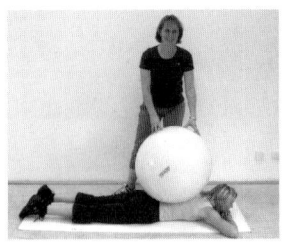

Ausrollen auf dem Ball   Massieren mit dem Ball

3.2.4 Pezziball und Theraband

Aufwärmung: Koordinationstraining

Durchführung: Jeder Teilnehmer erhält einen Pezziball und ein Theraband und soll während des Warmlaufens verschiedene Aufgaben lösen. Nach kurzer Zeit werden die Seiten gewechselt.
- Pezziball mit einer Hand rollen, mit der anderen das Band seitlich kreisen lassen
- Ball prellen und das Band über dem Kopf schwingen
- Ball mit dem Band vorwärts treiben

Variation: Neben dem einfachen Vorwärtslauf können weitere Laufvariationen verwendet werden (z.B. rückwärts, seitwärts, Kreuzschritte usw.), um die Übungen zu erschweren.
Hinweis: Das Feld sollte hier möglichst groß gehalten werden, um Kollisionen zu vermeiden.

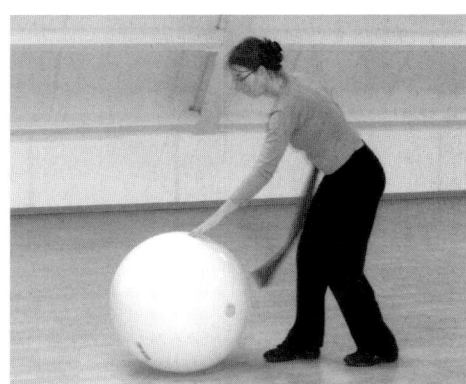

Hauptteil: Kräftigung

Rückenstrecker, Ellbogenstrecker und Ellbogenbeuger
Durchführung: Die Teilnehmer rollen vorwärts über den Ball, bis sie mit Brust und Bauch auf dem Ball liegen. Das Theraband wird unter dem Ball festgeklemmt und die Enden mit der rechten und der linken Hand festgehalten. Die Kräftigung erfolgt, indem ein Arm nach vorn und der andere nach hinten gestreckt wird.
Hinweis: Vor Beginn der Kräftigung sollte das Gesäß angespannt werden, um eine stabile Rumpfhaltung zu gewährleisten. Bei dem nach vorn gestreckten Arm sollte der Daumen nach oben zeigen, damit die Aufrichtung des Oberkörpers unterstützt wird.
50+: Bei Unsicherheit und Ängsten kann die Übung auch ohne Ball in der Bauchlage durchgeführt werden. Da die Bewegungsfreiheit nach unten allerdings eingeschränkt ist, müssen die Arme sehr eng am Körper vorbeigezogen werden, so dass die Belastung geringer ausfällt.

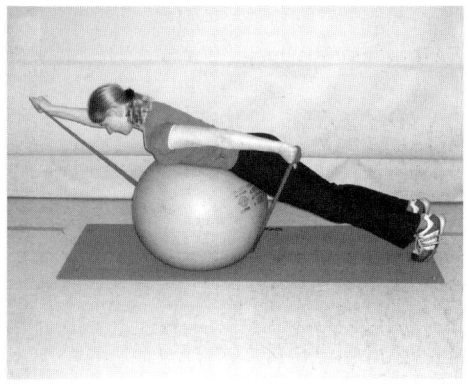

Übungseinheiten mit Sportgeräten

Rückenstrecker, Rautenmuskel, Trapezmuskel
Durchführung: Die Teilnehmer nehmen wiederum die Position der 1. Übung ein. Aus der U-Halte werden dann die Schulterblätter zusammengeführt und wieder gelöst.
Hinweis: Die Daumen beider Hände sollten nach oben zeigen. Außerdem sollte auch hier das Gesäß angespannt werden, um eine Hohlkreuzhaltung zu vermeiden.
50+: Wie bei Übung 1 kann die Durchführung auch an dieser Stelle in der Bauchlage auf der Matte erfolgen.

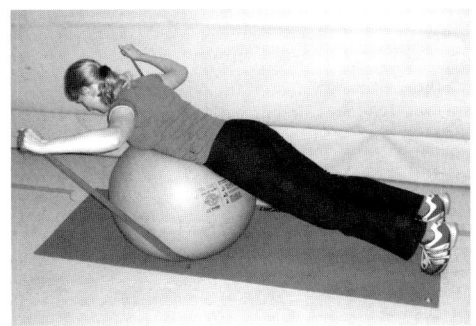

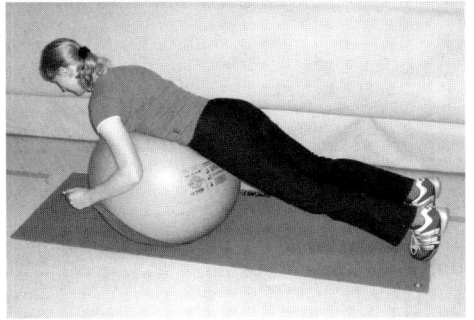

Kniebeuger, Kniestrecker und großer Gesäßmuskel
Durchführung: Die Teilnehmer begeben sich in die Rückenlage und legen beide Füße auf dem Ball ab. Das Band wird mit Hilfe einer Schlaufe um beide Füße gebunden. Dann wird das Gesäß vom Boden abgehoben und nach Erreichen des Gleichgewichtes die Füße im Wechsel vom Ball genommen.
Hinweis: Die Schlaufe sollte so eng sein, dass durch das Anheben der Füße zusätzliche Kraft angewandt werden muss.
50+: Durch Festhalten des Balles kann ein Partner die Übung unterstützen und Ängste nehmen.

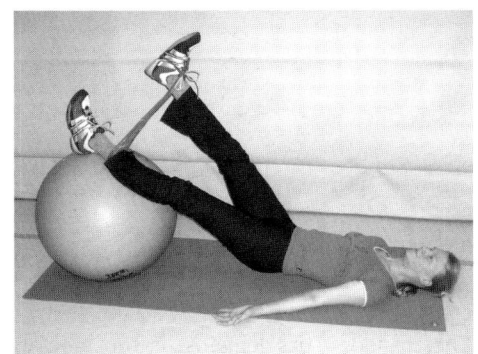

Rückenstrecker (unterer Anteil)
Durchführung: Aus der Rückenlage werden die Füße wieder auf den Ball gelegt, allerdings sollten die Beine leicht angewinkelt sein. Die Schlaufe des Bandes befindet sich dieses Mal über der Leistengegend und wird unter dem Körper mit den Händen fixiert. Durch Auf- und Abwärtsbewegen des Beckens wird die Kräftigung intensiviert.
Variation: Um sich ganz auf die Kräftigung konzentrieren zu können, kann bei dieser Übung ein Partner eingesetzt werden, um das Band zu fixieren. Die Arme des Übenden sollten dann mit geöffneten Handflächen seitlich neben dem Rumpf liegen.

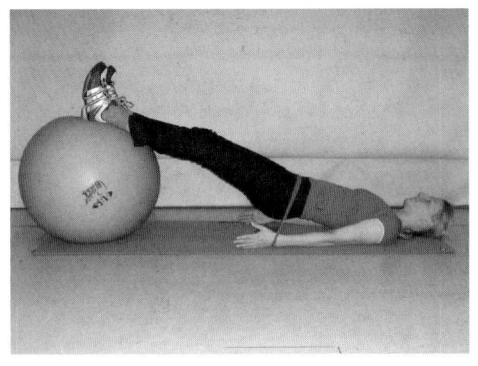

Trapez- und Deltamuskel

Durchführung: Die Teilnehmer sitzen auf ihrem Ball, das Band wird unter diesem fixiert und die Enden mit jeweils einer Hand festgehalten. Aus der aufrechten Sitzposition werden dann die Ellenbogen seitlich bis knapp auf Schulterhöhe angehoben und wieder abgesenkt.

Hinweis: Der Winkel zwischen Ober- und Unterarm sollte etwa 90° betragen und während der gesamten Übung beibehalten werden. Das bedeutet, dass auch der Unterarm mit angehoben werden muss.

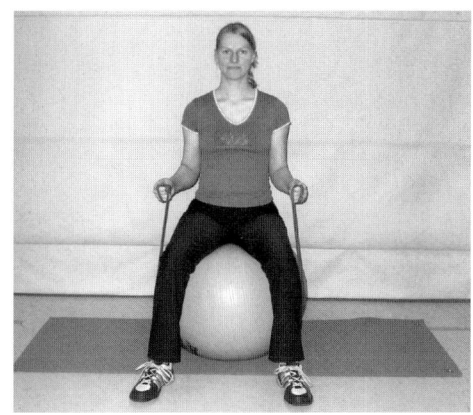

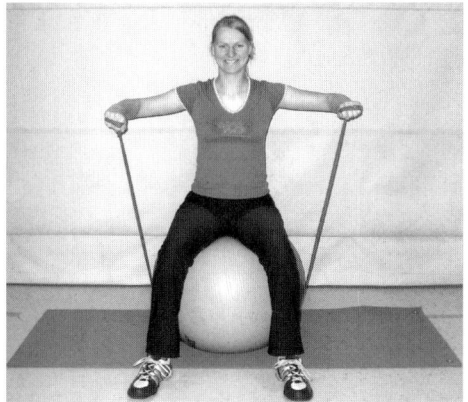

Abschluss: Pezziballhockey

Durchführung: Es werden Mannschaften mit 4-5 Teilnehmern gebildet, die jeweils ein Theraband erhalten. Ziel des Spiels soll es sein, einen Pezziball mit Hilfe des Therabandes in das gegnerische Tor zu befördern. Dabei muss das Band mit beiden Händen festgehalten werden.

Hinweis: Die Tore können durch Markierungskegel oder ähnliches abgegrenzt werden.

Variation:
- Jede Mannschaft muss zwei Tore verteidigen.
- Es werden mehrere Bälle ins Spiel gebracht.
- Die Tore dürfen von vorn und von hinten erzielt werden.

50+: Der Ball sollte nicht zu klein gewählt werden, um ein tiefes Beugen zu verhindern.

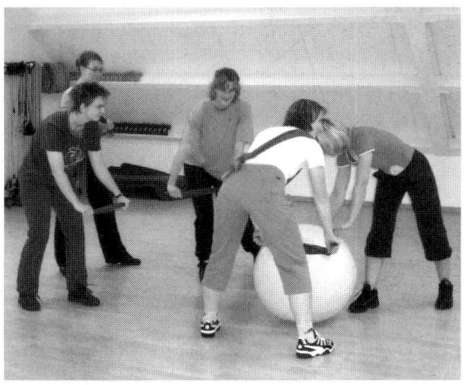

Übungseinheiten mit Sportgeräten

Auf einen Blick

Aufwärmung

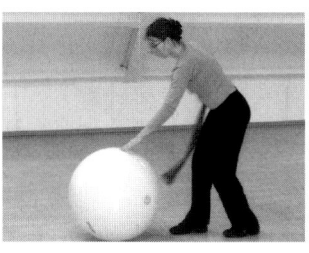

Koordination mit
Pezziball und Theraband

Hauptteil

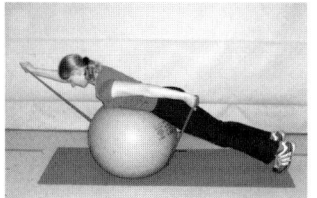

Rückenstrecker, Ellbogenstrecker,
Ellbogenbeuger

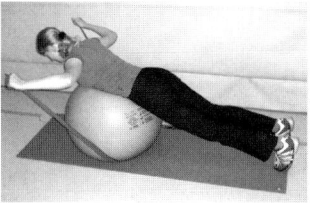

Rückenstrecker, Rautenmuskel,
Trapezmuskel

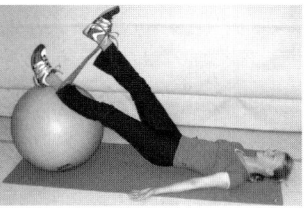

Kniestrecker, Kniebeuger,
Großer Gesäßmuskel

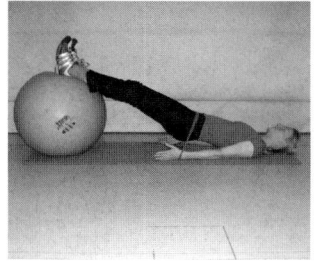

Rückenstrecker

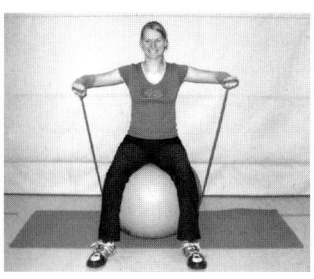

Trapez- und Deltamuskel

Abschluss

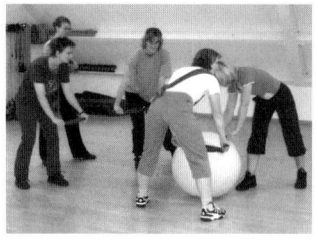

Pezziballhockey

3.2.5 Reifen

Aufwärmung

1. Spiel- und Übungsformen (in Einzelarbeit)
Durchführung: Jeder Teilnehmer erhält einen Reifen und bewegt sich damit auf verschiedene Arten durch die Halle:
- z.B. Walken
- Laufen
- Rückwärtslauf
- Seitwärtslauf
- Hoppserlauf
- Kreuzschritte
- Hüpfen
- ...

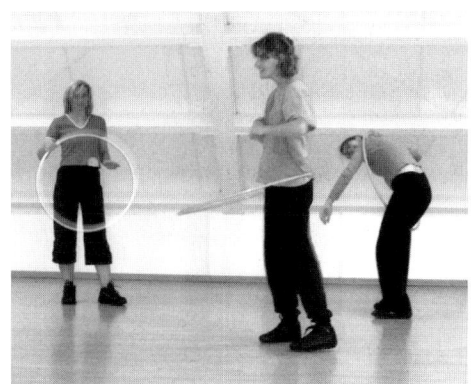

Während dieser Laufschule können folgende Übungen mit dem Reifen durchgeführt werden:
- Reifen vor sich herrollen (mit der rechten und linken Hand)
- Reifen um den Körper führen
- Rollen und dabei um ihn herumlaufen
- Hochhalten
- „Seilspringen" mit dem Reifen (Dabei wird der Reifen vor dem Körper festgehalten. Dann steigt man mit beiden Füßen in den Reifen und führt diesen am Körper entlang nach oben. Dort angekommen, wird er wieder nach vorn geklappt, so dass man erneut hineinsteigen kann.)

2. Heißer Draht (in Partnerarbeit)
Durchführung: Ein Teilnehmer befindet sich im Reifen, ohne ihn festzuhalten. Der Partner hält den Reifen („heißen Draht") etwa in Bauchhöhe fest und bewegt sich langsam in verschiedene Richtungen. Sein Innenmann muss die Bewegungen nachvollziehen, ohne den „heißen Draht" zu berühren.

Hinweis: Die Übung kann erleichtert werden, indem die Bewegungen auf zwei Richtungen eingeschränkt werden (z.B. nur vorwärts und rückwärts/oder nur links und rechts).

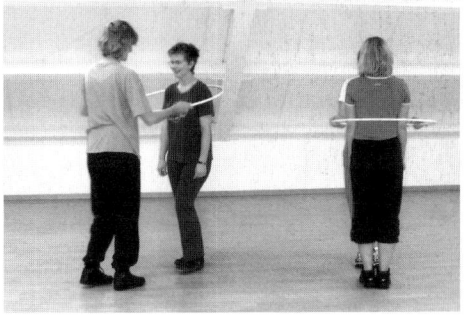

Übungseinheiten mit Sportgeräten

Hauptteil: Kräftigung

Ganzkörperkräftigung
Durchführung: Die Teilnehmer nehmen eine bequeme Standposition ein, beugen den Oberkörper mit geradem Rücken leicht nach vorn und halten dabei den Reifen mit nach unten zeigenden Handflächen über den Kopf.
Hinweis: Auf eine gerade Rückenhaltung ist unbedingt zu achten.
Variation:
- Der Reifen kann mit nach oben geöffneten Handflächen gehalten werden (verstärkte Beanspruchung des Armbeugers).
- Die Arme können nach vorn gestreckt und wieder herangezogen werden.
- Der Oberkörper kann leicht zur rechten und linken Seite gedreht werden (unter muskulärer Kontrolle).

50+: Um die Übung zu erleichtern, kann der Reifen in Brusthöhe vor dem Körper festgehalten werden. Dadurch verringert sich die Beanspruchung des Armbeugers und des Armstreckers.

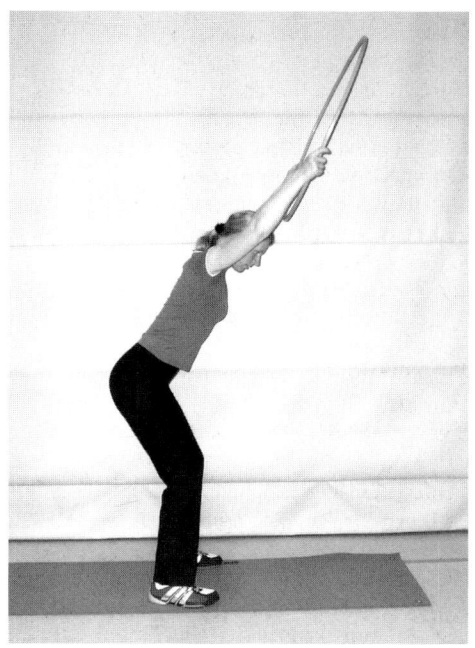

Kniestrecker (in Partnerarbeit)
Durchführung: Zwei Teilnehmer stehen sich gegenüber und halten mit gestreckten Armen einen Reifen zwischen sich fest. Aus der aufrechten Standposition (Beine allerdings mehr als schulterbreit auseinander stehend) begeben sie sich gemeinsam in die Knie.
Hinweis: Das Körpergewicht muss hier nach hinten verlagert werden, als ob man sich auf einen Stuhl setzen wollte.
Variation: Die Übung kann statisch und dynamisch durchgeführt werden.
Im Kniestand können die Fersen im Wechsel vom Boden gelöst werden.
50+: Ältere Teilnehmer haben manchmal Schwierigkeiten, sich ihrem Partner bei dieser Übung anzuvertrauen. Sie verlagern ihr Gewicht nicht nach hinten und können die Übung so nicht korrekt durchführen. Ihnen sollte die Möglichkeit gegeben werden, mit dem Rücken an der Wand lehnend herunterrutschen. Der Partner kann trotzdem als Hilfe vor ihm stehen und mit ihm zusammen den Reifen festhalten, um ihm Sicherheit zu geben.

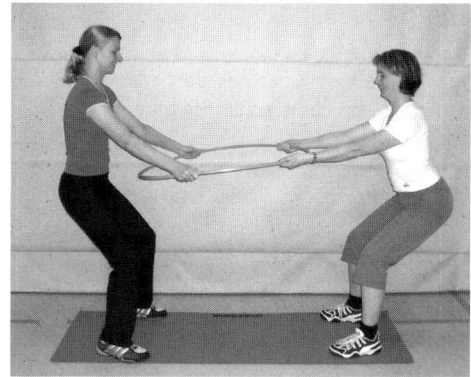

Gerade und schräge Bauchmuskulatur (in Partnerarbeit)

Durchführung: Jeweils zwei Teilnehmer befinden sich in der Rückenlage, die Beine sind abgehoben und die Füße werden in der Luft gegeneinander gestellt. Dann wird ein Reifen auf einer Seite an den Partner übergeben und auf der anderen Seite wieder entgegengenommen.

Hinweis: Die Teilnehmer sollen den Oberkörper erst wieder ein Stück nach hinten in eine gerade Position bewegen, bevor sie auf die andere Seite wechseln.

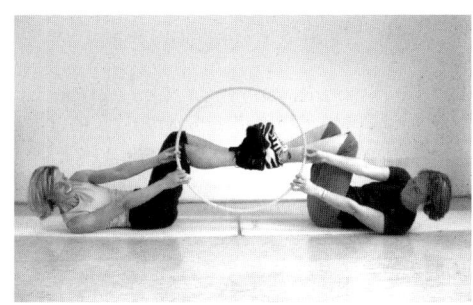

Ganzkörperstabilisation (in Dreiergruppen)

Durchführung: Zwei Partner stehen sich im Abstand von etwa 1 m gegenüber. Zwischen ihnen liegt ein Reifen auf dem Boden, in dem der dritte Partner steht. Dieser muss sich so steif wie möglich machen, um dann von seinen Partnern an den Schultern hin- und hergeschoben zu werden, ohne dass seine Füße den Reifen verlassen.

Hinweis: Die Vorstellung, sich in etwas anderes zu verwandeln (z.B. in eine Schaufensterpuppe oder einen Baumstamm) kann den Teilnehmern dabei helfen, den Körper anzuspannen. Die beiden Partner sollten darauf hingewiesen werden, den Kontakt an den Schultern bereits ganz früh aufzunehmen, um Vertrauen zu spenden.

Variation: Die Übung kann auch mit geschlossenen Augen absolviert werden.

50+: Sollte hier nicht das Vertrauen in den Partner vorhanden sein, kann zunächst eine Vorübung einzeln an der Wand durchgeführt werden. Dazu stellen sich die Teilnehmer im Abstand von etwa 50 cm vor eine Wand. Dann lassen sie sich leicht nach vorn fallen, ohne dass die Füße ihre Position verlassen und fangen sich kurz vor der Wand mit den Händen ab. Sobald dies gut gelingt, kann ein Partner hinter dem Übenden Aufstellung nehmen und ihn zunächst nur beim Zurückfallen auffangen. Anschließend kann die o.g. Variante getestet werden.

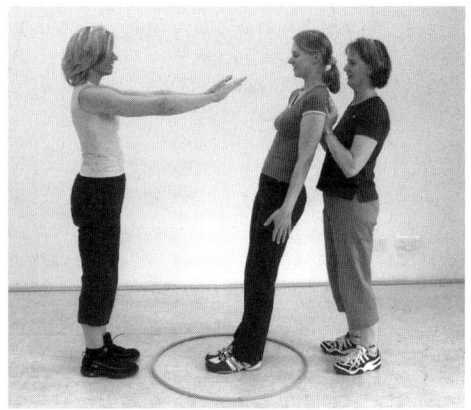

Übungseinheiten mit Sportgeräten

Schräge Bauchmuskulatur und Rückenstrecker (in Einzelarbeit)
Durchführung: Die Teilnehmer sitzen im Schneidersitz auf ihrer Matte und halten den Reifen mit leicht angewinkelten Armen hoch. Dann neigen sie den Oberkörper im Wechsel leicht zur rechten und linken Seite.
Hinweis: Auf eine aufrechte Körperhaltung ist unbedingt zu achten.
Variation:
- Der Oberkörper wird nicht zur Seite geneigt, sondern nach links und rechts gedreht.
- Der Oberkörper wird mit geradem Rücken nach vorn abgesenkt. Hier liegt die Beanspruchung dann allerdings überwiegend bei der Rückenstreckmuskulatur.

50+: Eine andere Sitzposition (z.B. auf einem Kasten oder einer Bank) erleichtert die Übung.

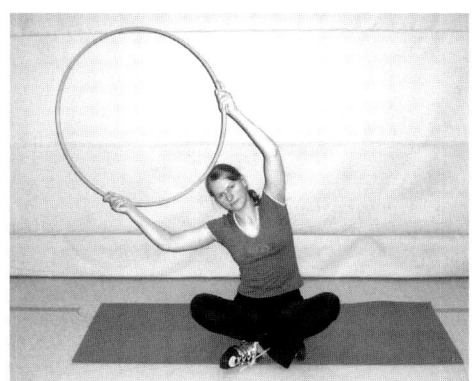

Abschluss: Reise nach Jerusalem

Durchführung: Es werden Reifen in der Anzahl der Teilnehmer in der Halle ausgelegt. Dann laufen alle zur Musik um die Reifen herum. Sobald die Musik stoppt, sucht sich jeder Teilnehmer einen leeren Reifen und stellt sich hinein. Da nach jeder Runde ein Reifen von dem Übungsleiter entfernt wird, ergattert nicht jeder Teilnehmer einen freien Reifen und scheidet aus dem Spiel aus. Alle, die nicht mehr an der Reise beteiligt sind, erhalten einen Reifen, mit dem sie sich am Rande des Spielfeldes beschäftigen können (s. Aufwärmung).
Hinweis: Der Übungsleiter sollte darauf achten, dass kein Teilnehmer ausschließlich um einen Reifen herumschleicht.
Variation: Da das Spiel bei sehr großen Gruppen lange dauern kann, können hier auch zwei oder mehr Reifen pro Runde aus dem Spiel genommen werden.
50+: In dieser Altersgruppe sollte von Anfang an gewalkt, nicht gelaufen werden, um schnelle Bewegungen so gut wie möglich zu unterbinden.

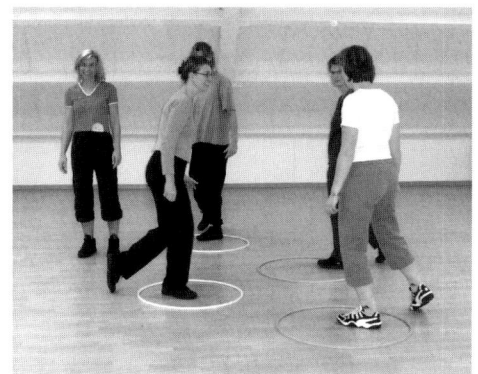

Auf einen Blick

Aufwärmung

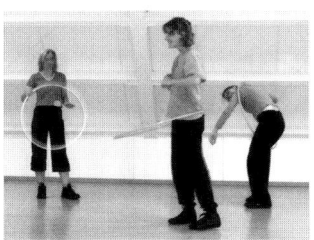

Übungsformen mit Reifen

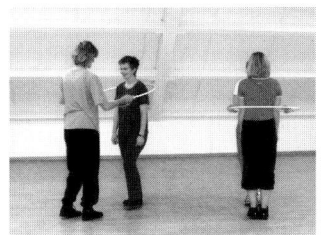

Heißer Draht

Hauptteil

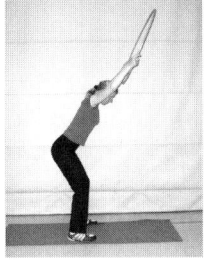

Ganzkörperkräftigung

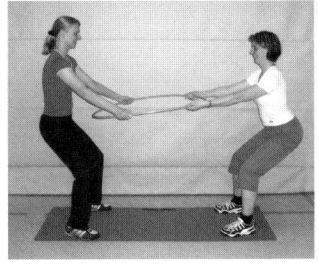

Kniestrecker

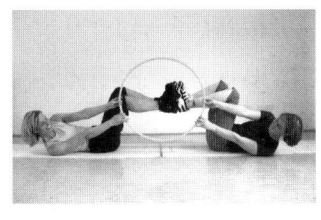

Gerade und schräge Bauchmuskulatur

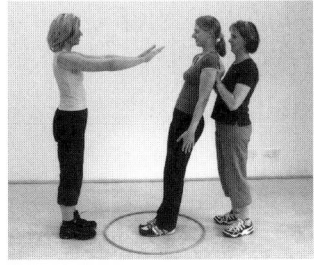

Ganzkörperkräftigung

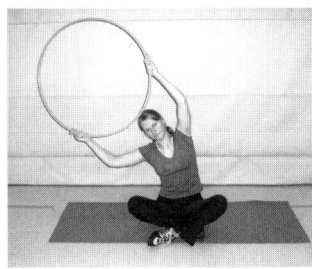

Schräge Bauchmuskulatur, Rückenstrecker

Abschluss

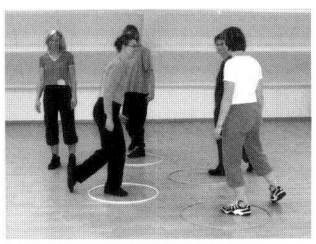

Reise nach Jerusalem

Übungseinheiten mit Sportgeräten

3.2.6 Seile (Schwerpunkt Ausdauer)

Aufwärmung

Übungsformen mit dem Seil (in Einzelarbeit)
Durchführung: Jeder Teilnehmer erhält ein Seil und bewegt sich mit diesem auf verschiedene Arten durch die Halle:
- während des Laufens das Seil neben dem Körper kreisen lassen (mit der rechten und der linken Hand)
- das Seil im 8er-Kreisen vor dem Körper bewegen (sowohl mit der rechten als auch mit der linken Hand)
- im Laufen über das Seil springen (mit 1-, 2- oder 3-Zwischenschritten)

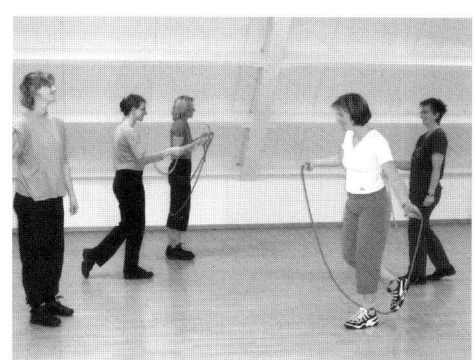

Übungsformen mit einem Seil in Partnerarbeit
- Die Partner laufen gemeinsam durch die Halle und schlagen in der Mitte das Seil.
- Während das Seil gedreht wird, versucht einer der Partner, hindurch zu laufen.

50+: Jeder Übungsleiter sollte abschätzen können, ob seine Gruppe fit genug ist, um Sprünge mit dem Seil zu absolvieren. Bei Gruppen, die durch Rückenbeschwerden o.Ä. gehandicapt sind, sollte allerdings darauf verzichtet werden. Als Alternative bieten sich weitere Gymnastik- und Koordinationsübungen mit dem Seil an (z.B. das Seil um den Körper führen, das Seil mit beiden Händen festhalten und die Arme hochstrecken...).

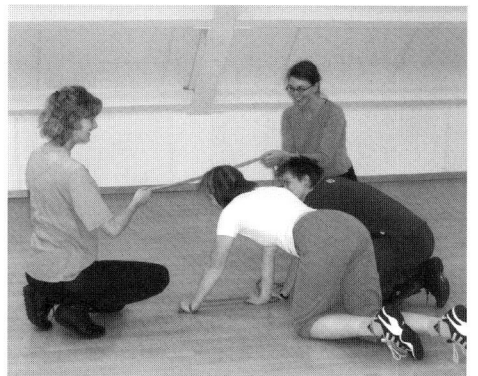

Hauptteil: Ausdauerspiele mit Seilen

Hinweis: Im Rahmen der nun vorgestellten Ausdauerspiele sollte der Übungsleiter zwischendurch eine Kontrolle des Pulses vornehmen lassen. Die Messungen sollten zumindest vor und direkt im Anschluss an die Belastung erfolgen. Zu lange Wartezeiten verfälschen die Ergebnisse.

Laufparcours mit freiwilligen Zwischenstationen
Durchführung: In der Halle wird ein möglichst großer Viereckparcours abgesteckt, an dessen Längs- und Querseiten folgende Stationen aufgebaut werden:
Station 1: Mit Hilfe eines Barrens wird eine Hängebrücke installiert, indem die Seile an den Holmen festgebunden werden.
Station 2: Es wird eine lange Leiter mit Seilen auf dem Boden ausgelegt.

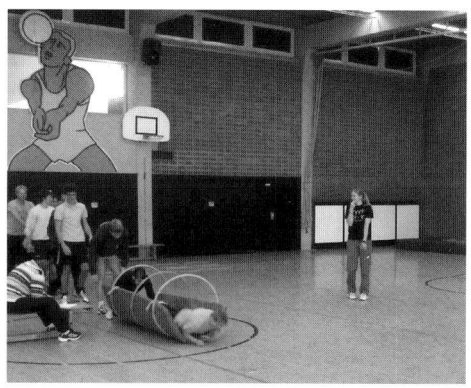

Station 3: Kleine Matten werden mit Seilen zu mehreren Mattentunneln zusammengebunden.
Station 4: Die Seile werden in Kreisform paarweise nebeneinander gelegt, so dass das nachfolgende Paar direkt an das Vorherige anschließt. So entsteht ein kleiner Laufparcours.
Die Teilnehmer sollen dann im eigenen Tempo Runden laufen, wobei sie selbst bestimmen dürfen, ob und wie oft sie die Zwischenstationen einbeziehen.
Hinweis: Der Übungsleiter sollte die Zeitdauer des Parcours dem Leistungsvermögen der Gruppe anpassen.
Variation: Durch eine Abwandlung der Zwischenstationen kann der Parcours variiert werden.
50+: Sowohl bei diesem als auch bei den nachfolgenden Ausdauerübungen ist das Walken anstelle des Laufens erlaubt.

Partnerparcours
Durchführung: Der Übungsleiter baut zunächst einen Parcours mit Markierungskegeln auf. Dieser besteht aus zwei Reihen, wobei die Kegel jeweils ca. 3 m auseinander stehen. Die beiden Reihen werden auf gleicher Höhe errichtet und haben ca. 6-8 m Abstand zueinander.

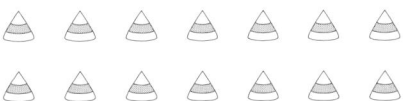

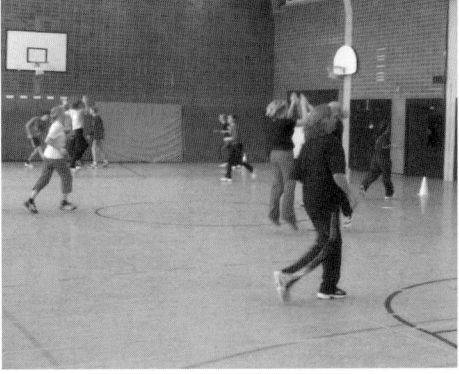

Nun stellen sich die Teilnehmer in zwei gleich großen Reihen hinter dem jeweils ersten Kegel auf. Der 1. Läufer aus der ersten Reihe hat nun den 1. Läufer aus der zweiten Reihe als Partner. Beide laufen gleichzeitig außen um ihren Kegel herum und treffen sich in der Mitte zwischen der ersten und zweiten Reihe in einem Seilkreis. Dort haben sie eine bestimmte Aufgabe zu erfüllen. Dann laufen sie um die nächste Markierung herum, treffen sich wieder zwischen der zweiten und dritten Reihe usw., bis sie am Ende angekommen sind. Dann laufen sie außen herum zum Startpunkt zurück und stellen sich wieder an (siehe folgende Abbildung).

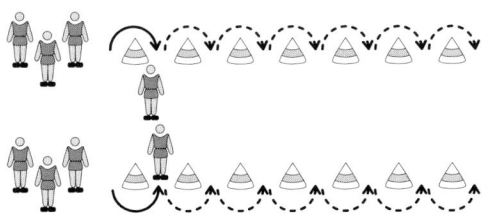

Übungseinheiten mit Sportgeräten

Folgende Aufgaben können jeweils einen Durchgang lang erfüllt werden:
- dem Partner die rechte Hand geben
- dem Partner die linke Hand geben
- den Partner unterhaken und einmal umeinander drehen
- mit der rechten Hand abklatschen
- mit der linken Hand abklatschen
- mit beiden Händen (so hoch wie möglich) abklatschen
- mit der rechten Schulter berühren
- mit dem Po begrüßen
- an den Händen fassen und umeinander drehen
- an den Händen fassen und einmal vorsichtig in die Knie gehen (nicht weiter als 90°)

Hinweis: Es sollten ausreichend Markierungen aufgestellt werden, um ein kontinuierliches Laufen oder Walken zu ermöglichen.
50+: Walken ist hier ebenso erlaubt wie Laufen.

Abschluss: Dehnung nach der AED-Methode mit Seilen als Hilfsmittel

Für alle nachfolgenden Übungen gilt, dass nach 3-5 Durchgängen die Seiten gewechselt werden sollten.

Armstrecker
Durchführung: Das Seil wird einmal um das Handgelenk des rechten Armes gewickelt. Dann heben die Teilnehmer den Arm hoch und lassen Hand und Unterarm hinter den Kopf fallen. Mit der linken Hand greifen sie hinter dem Rücken die Seilenden und ziehen sie nach unten, bis die Dehnung im Oberarm spürbar wird. Die notwendige Anspannung erfolgt gegen den Widerstand des Seiles.
Hinweis: Auf eine aufrechte Körperhaltung ist zu achten. Um Schmerzen an den Zugstellen zu vermeiden, sollten entweder dickere Seile Verwendung finden oder Schweißbänder untergelegt werden.

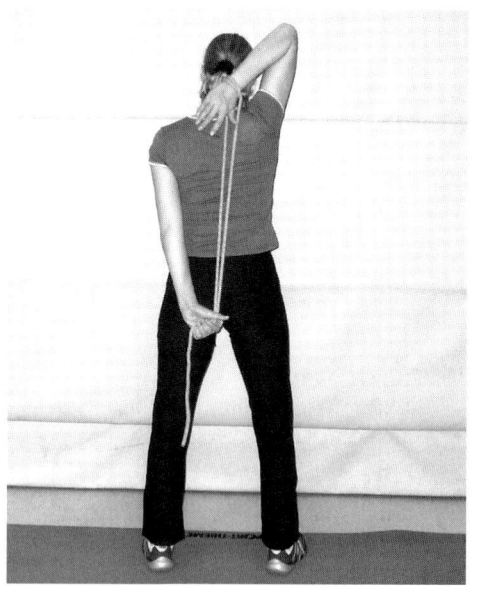

Seile (Schwerpunkt Ausdauer)

Rückenstrecker, schräger Bauchmuskel
Durchführung: Die Teilnehmer nehmen das Seil in beide Hände und begeben sich in die aufrechte Standposition, wobei die Füße etwas mehr als schulterbreit auseinander stehen. Dann heben sie die Arme nach oben und beugen sich zu einer Seite hinüber.
Hinweis: Der Zug sollte sowohl zur Seite als auch nach oben erfolgen. Die Anspannung kann durch leichten Zug am Seil in Richtung Boden erleichtert werden.

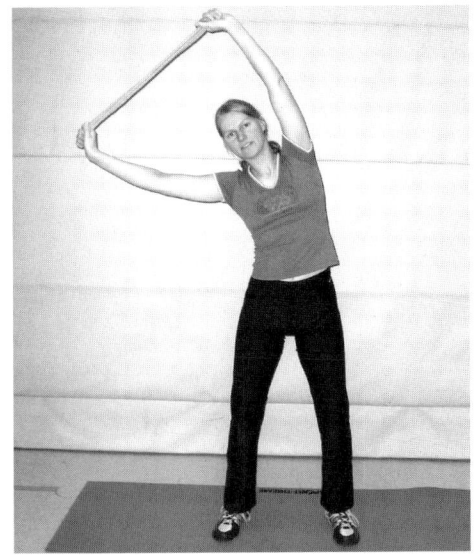

Kniestrecker
Durchführung: Die Teilnehmer begeben sich in die Seitlage und wickeln das Seil locker um das oben liegende Fußgelenk. Dann ziehen sie den Fuß zum Gesäß heran, bis im vorderen Oberschenkel die Dehnung spürbar wird.
Hinweis: Die Anspannung erfolgt gegen den Widerstand des Seiles, als ob man das Bein wieder strecken wollte.

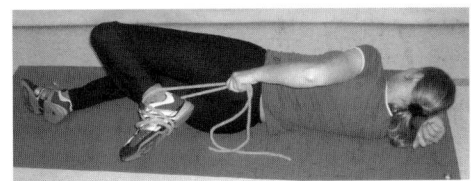

Kniebeuger
Durchführung: Das Seil bleibt am Sprunggelenk befestigt. Aus der Rückenlage ziehen die Teilnehmer mit Hilfe des Seils das Bein gestreckt zu sich heran.
Hinweis: Als Tipp für die Anspannung kann der Hinweis helfen, man solle versuchen, das Knie anzubeugen.

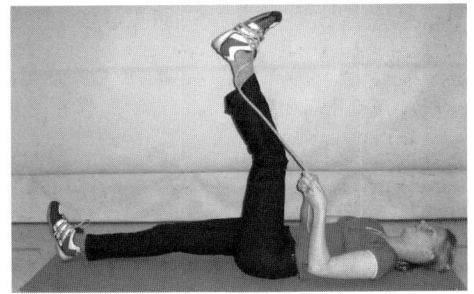

Wadenmuskulatur
Durchführung: Das Seil wird um einen Fuß gewickelt und dieser aus der Rückenlage bei gestrecktem Bein zum Körper gezogen.
Hinweis: Um die Richtung der Anspannung besser zu identifizieren, kann man sich vorstellen, dass der Fuß zur Decke gestreckt werden soll.

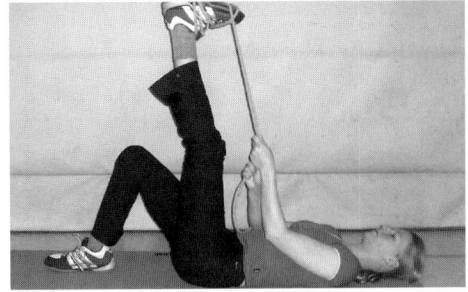

Übungseinheiten ohne Zusatzmaterialien

Auf einen Blick

Aufwärmung

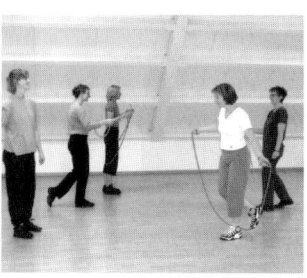
Übungsformen mit
dem Seil (einzeln)

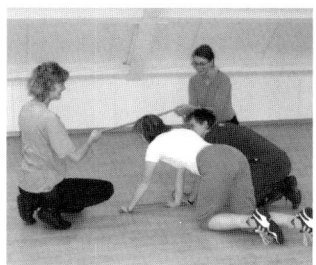
Übungsformen mit
dem Seil (zu zweit)

Hauptteil: Ausdauerspiele
Laufparcours mit freiwilligen Zwischenstationen

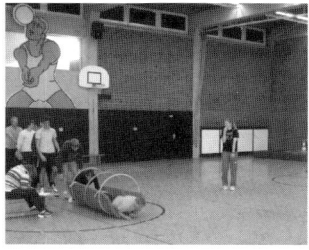

Hängebrücke

Partnerparcours

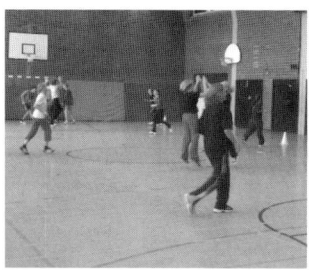

Seile (Schwerpunkt Ausdauer)

Abschluss: Dehnung nach der AED-Methode

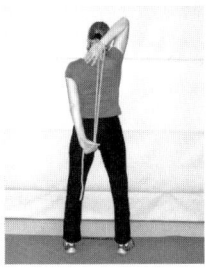
Armstrecker

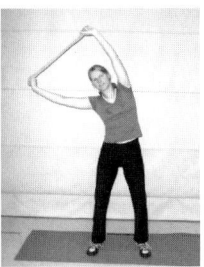
Rückenstrecker, schräge Bauchmuskulatur

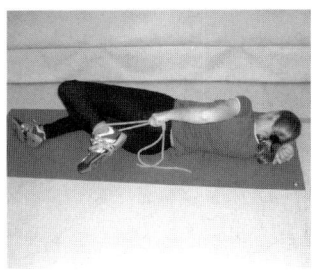
Kniestrecker

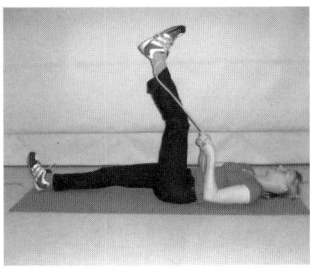
Kniebeuger

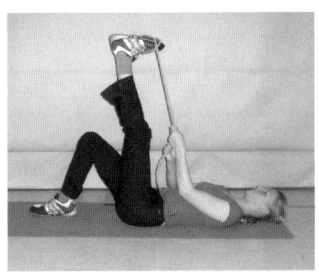
Wadenmuskulatur

3.2.7 Stäbe

Aufwärmung: Schweinetreiben

Durchführung: Es werden zwei Mannschaften gebildet, die jeweils ein Tor (z.B. Kastenoberteil) bewachen müssen. Jeder Teilnehmer erhält einen Stab und zwei Drittel jedes Teams erhalten einen Ball (bei 9 Mannschaftsmitgliedern werden also 6 Bälle benötigt). Auf ein Startsignal sollen die eigenen Bälle mit den Stäben in das gegnerische Tor gebracht werden. Gleichzeitig können dem Gegner Bälle abgeluchst und ebenfalls ins Ziel gespielt werden. Wer erzielt am meisten Tore pro Durchgang?
Hinweis: Die Stäbe dürfen nur am Boden geführt werden. Da ein Durchgang sehr schnell beendet ist, sollte das Spiel mehrmals wiederholt werden.
Variation:
- Bei wenigen Teilnehmern kann das Schweinetreiben auch nur mit einem Ball (ähnlich wie Hockey) gespielt werden.
- Pro Mannschaft können zwei Tore aufgebaut werden.
- Bei vielen Teilnehmern werden drei oder vier Teams gebildet.

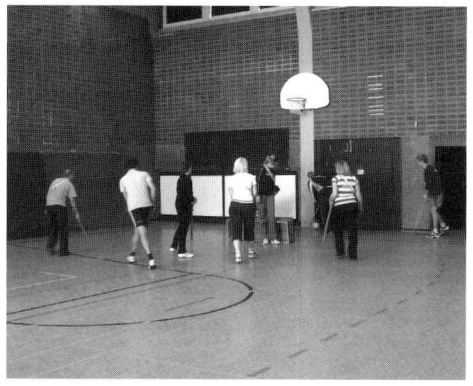

Hauptteil:
Kräftigung mit Stäben in Partnerarbeit

Bei der Wahl der Partner sollte der Übungsleiter darauf achten, dass sie in Größe und Kraft ungefähr übereinstimmen, damit die Übungen möglichst effektiv durchgeführt werden können.

Ellbogenstrecker und Ellbogenbeuger
Durchführung: Die Partner stehen sich in Schrittstellung gegenüber. Die Arme sind bei beiden angewinkelt. A hält den Stab mit nach oben geöffneten Handflächen und B greift den Stab mit nach unten zeigenden Handflächen. Nach eigener Absprache beginnen A und B gleichzeitig, den Stab in verschiedene Richtungen zu drücken, wobei ein Kräftegleichgewicht erzielt werden soll (d.h., der Stab wird nicht auf- und abwärts bewegt, sondern bleibt auf einer Höhe. A drückt den Stab nach oben und B erzeugt Widerstand nach unten.
Hinweis: Eine aufrechte Körperhaltung muss beibehalten werden. Außerdem dürfen die Handgelenke nicht abgeknickt werden.

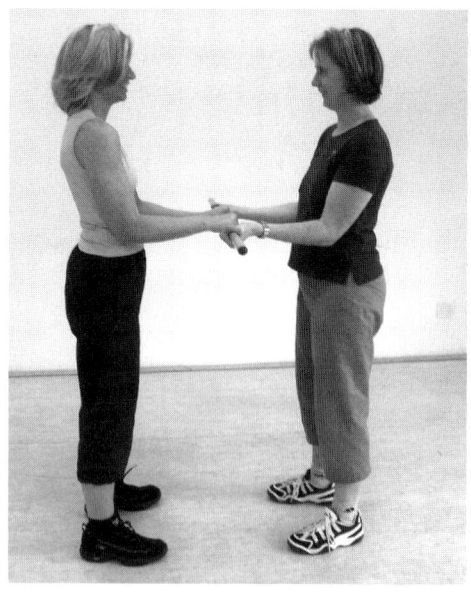

Variation/ 50+: Die Übung lässt sich auch sehr gut im Sitzen absolvieren (z.B. auf kleinen Kästen). Sollten die Kräfte der Partner dann zu verschieden sein, kann einer der beiden als Helfer fungieren, indem er sich vor den anderen stellt und von oben Druck oder von unten Zug auf den Stab ausübt. So kann die Übung auch dynamisch durchgeführt werden.

Brustmuskulatur, Ellbogenbeuger
Durchführung: Aus der Schrittstellung heraus fassen die Teilnehmer gemeinsam zwei Stäbe, so dass diese zum Partner zeigen. Dann versucht A zunächst, die Stäbe nach innen zu bewegen und B zieht nach außen. Die Ellbogen sind dabei leicht angehoben.
Hinweis: Auch hier wird ein Gleichgewicht der Kräfte angestrebt.
Variation: Eine Durchführung im Sitzen ist hier ebenfalls möglich.

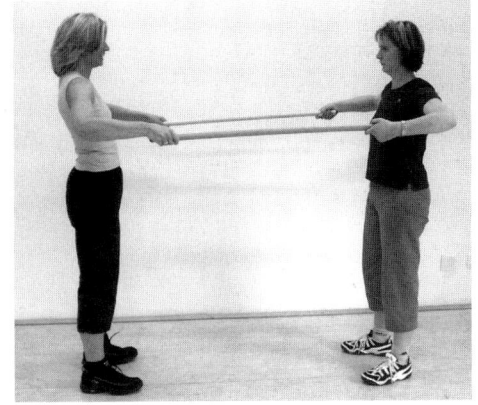

Trapezmuskel, Ellbogenstrecker
Durchführung: Die Position von Übung 2 wird beibehalten. Dieses Mal werden die Stäbe allerdings von beiden Partnern gleichzeitig nach hinten gezogen und die Ellbogen am Körper belassen.
Hinweis: Die aufrechte Körperhaltung muss auch hier Beachtung finden.
Variation: Geübte Partner können versuchen, die Übung dynamisch durchzuführen, so dass die Stäbe vor und zurück bewegt werden.

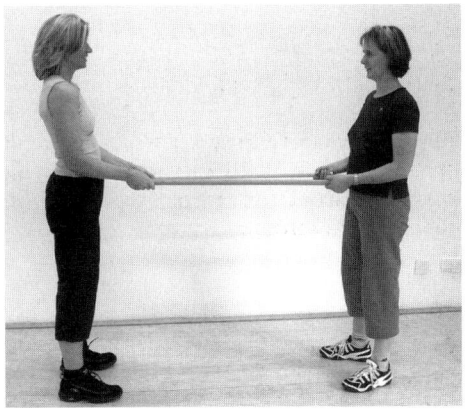

Übungseinheiten mit Sportgeräten

Kniestrecker

Durchführung: Die Partner sitzen Rücken an Rücken auf einer Matte. Jeder hält einen Stab fest, der sich direkt unter den Knien befindet. Dann werden die Beine im Wechsel nach oben gestreckt.

Hinweis: Die Oberschenkel sollen während der Übungsausführung nebeneinander bleiben. Nur die Unterschenkel werden bewegt. Der Stab dient hierbei als Hilfsmittel.

Variation: Es kann auch erst ein Bein mehrmals hintereinander abgehoben werden, bevor auf die andere Seite gewechselt wird.

50+: Leichter wird die Übung, wenn sie im Liegen absolviert wird. Hier kann der Partner helfen, indem er den Stab hält, um die Beinhaltung zu korrigieren.

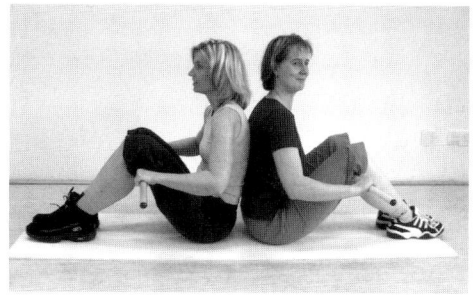

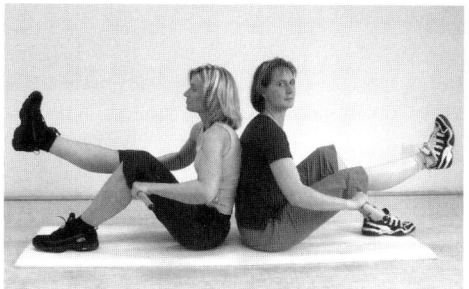

Gerade Bauchmuskulatur

Durchführung: Partner A begibt sich in die Rückenlage und hebt beide Beine in 90° Hüft- und Kniebeugung an. Die Hände können seitlich neben dem Kopf abgelegt oder unter dem Kopf verschränkt werden. Zur Kräftigung werden beide Knie in Richtung Decke angehoben, so dass sich das Becken leicht von der Unterlage löst. Partner B hält den Stab horizontal vor den Oberschenkeln fest und kontrolliert, dass die Beine nicht zum Kopf, sondern nach oben bewegt werden.

Hinweis: Es sollte darauf hingewiesen werden, dass die Durchführung nicht ruckartig erfolgen darf.

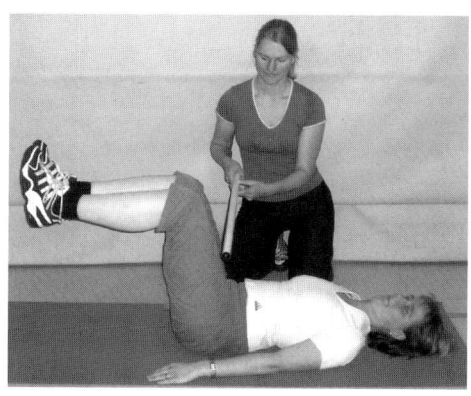

Abschluss: Haltungskorrektur mit Stäben

Durchführung: In verschiedenen Positionen können die Partner gegenseitig ihre Haltung mit Hilfe des Stabes kontrollieren. Dieser wird im Sitzen, Stehen oder im Vierfüßlerstand an den Rücken gelegt, so dass Korrekturen zur geraden Haltung gegeben werden können.

Variation: Der Stab kann auch horizontal (z.B. in Höhe der Schulterblätter, des Beckens oder der Knie) gehalten werden, um mögliche Längenunterschiede festzustellen.

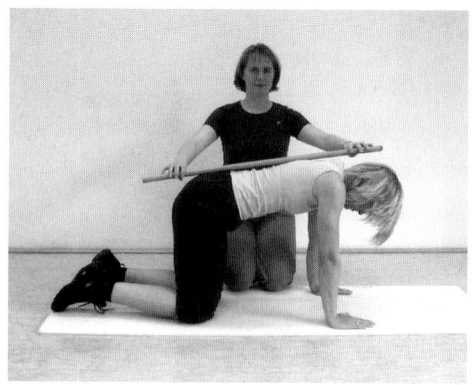

Stäbe

Auf einen Blick

Aufwärmung

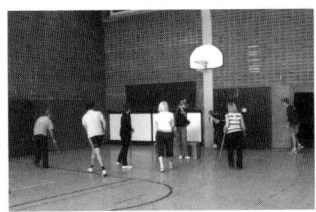

Schweinetreiben

Hauptteil:

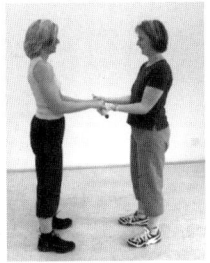

Ellbogenstrecker,
Ellbogenbeuger

Brustmuskulatur,
Ellbogenbeuger

Trapezmuskel,
Ellbogenstrecker

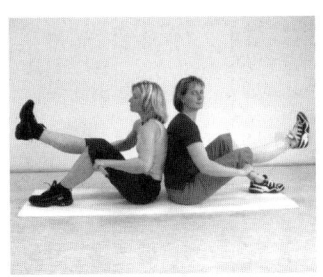

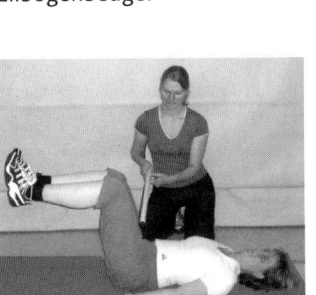

Kniestrecker

Gerade Bauchmuskulatur

Abschluss:

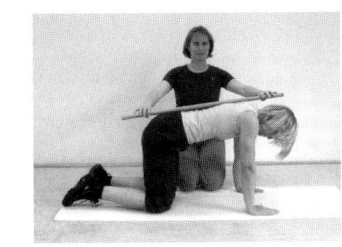

Haltungskorrektur

Übungseinheiten mit Sportgeräten

3.2.8 Tennisbälle

Aufwärmung

Übungsformen mit dem Tennisball
Durchführung: Die Teilnehmer erhalten je einen Tennisball und bewegen sich in der Halle. Dabei sollen sie verschiedene Aufgaben erfüllen:
- Ball prellen (mit der rechten Hand, der linken Hand und im Wechsel)
- Ball im Wechsel unter dem rechten und linken Bein durchreichen
- Ball von der rechten in die linke Hand werfen
- Ball um den Körper herumführen

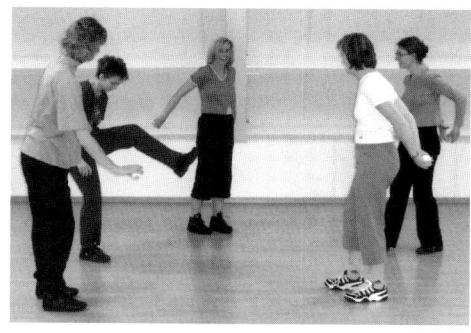

Übungsformen mit dem Tennisball in Partnerarbeit
Durchführung: Die Teilnehmer bewegen sich zu zweit durch die Halle und versuchen, die o.g. Aufgaben gleichzeitig (d.h. im gemeinsamen Rhythmus) durchzuführen.
Hinweis: Mögliche Übungsformen sollten vor Beginn noch einmal vom Übungsleiter angesprochen werden, um die Durchführung später nicht ständig unterbrechen zu müssen.

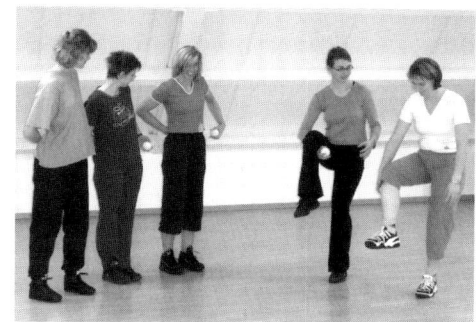

Chaosball
Durchführung: Vor dem eigentlichen Beginn des Spieles stellen sich alle Teilnehmer im Kreis auf. Der Tennisball wird nun einige Male von einem Teilnehmer zum Nächsten geworfen. Dabei muss sich jeder Teilnehmer seinen rechten Nachbarn (von dem er den Ball bekommt) und seinen linken Nachbarn (zu dem er den Ball wirft) merken. Dann bewegen sich alle kreuz und quer durch die Halle, versuchen dabei aber, den Ball in der oben beschriebenen Weise weiterzugeben.
Variationen: Bei einer neu zusammengesetzten Gruppe kann dieses Spiel gut als Kennenlernspiel eingesetzt werden. In der Anfangsrunde nennt dann jeder seinen Namen, wenn er den Ball weitergibt und merkt sich die Namen seiner beiden Nachbarn. Sobald er diese später während des Laufens anspielt, ruft er ihre Namen.
Um das Spiel komplizierter zu gestalten, können auch mehrere verschiedene Bälle hineingegeben werden, die auf unterschiedliche Arten zugepasst werden müssen: z.B. Tennisbälle direkt zuwerfen, Gymnastikbälle über den Boden zupassen, Basketbälle mit beiden Händen stoßen.

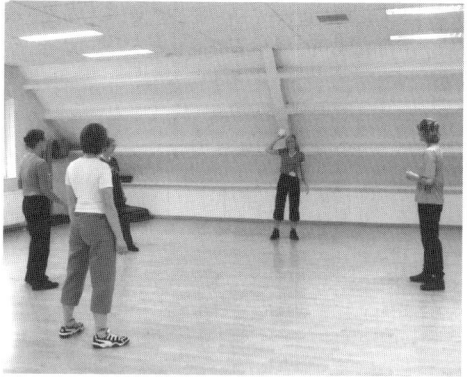

50+: Ältere Teilnehmer haben manchmal Schwierigkeiten, die kleinen Tennisbälle zu fangen. Hier helfen größere Bälle (zum Beispiel Gymnastikbälle).

Hauptteil: Kräftigung

Gerade und schräge Bauchmuskulatur
Durchführung: Der Übende liegt in Rückenlage auf der Matte. Die Beine werden vom Boden abgehoben, so dass im Hüftgelenk und im Kniegelenk ein Winkel von ca. 90° vorhanden ist. Nun hebt der Übende leicht Kopf und Schultern von der Matte ab und führt den Ball in 8er-Kreisen um die Oberschenkel.
Hinweis: Der Übende soll den Blick während der Übung an die Decke und nicht auf den Ball richten, um den Kopf in Verlängerung der Wirbelsäule zu halten.
Variation: Der Ball wird um die Unterschenkel geführt, so dass der Übende sich weiter aufrichten muss. Die Übung wird dadurch intensiver.

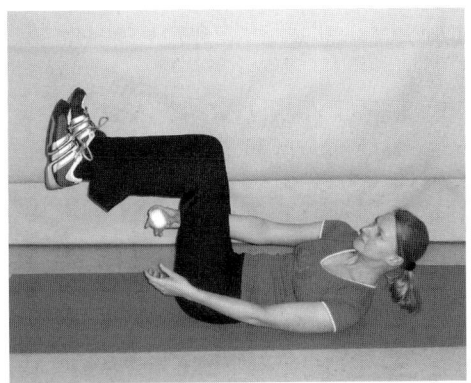

Großer Gesäßmuskel; Kniebeuger und Rückenstrecker (unterer Anteil)
Durchführung: Der Übende befindet sich in Rückenlage. Die Beine werden angestellt, so dass der Körper von den Schultern bis zu den Knien eine gerade Linie bildet. Nun wird das Becken im Wechsel abgesenkt und wieder angehoben. Der Ball wird beim Absenken über dem Becken von einer Hand in die andere übergeben, beim Anheben unten hindurch geführt.
Variation: Zur Intensitätssteigerung können die Beine weiter nach vorn gestellt werden, um den Hebel zu vergrößern.

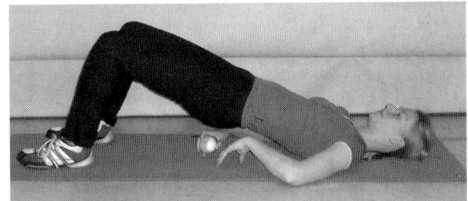

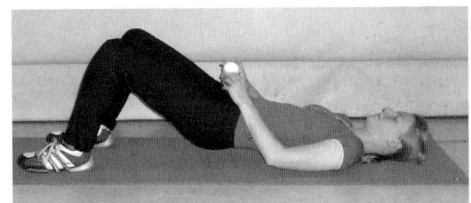

Adduktoren
Durchführung: Der Übende sitzt auf der Matte und stützt sich mit beiden Händen hinter dem Körper ab. Der Ball wird zwischen die Beine geklemmt und auf Kommando zusammengedrückt.
Variation: Eine Intensitätssteigerung erfolgt hier über die Verstärkung des Druckes auf den Ball.

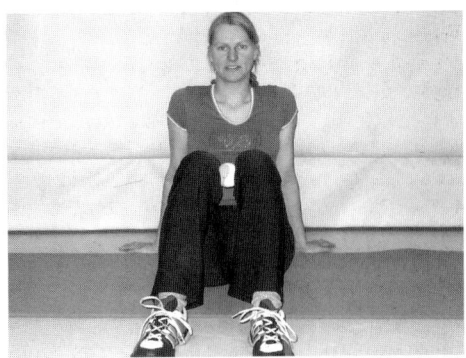

Brustmuskel; Deltamuskel; Ellbogenstrecker

Durchführung: Der Übende begibt sich in den Vierfüßlerstand. Dann werden die Füße angehoben und überkreuzt. Der Ball liegt etwa in Brusthöhe auf der Matte. Nun beugt der Übende die Arme und begibt sich so in eine Liegestützposition. Dabei versucht er, den Ball mit dem Oberkörper zu berühren.

Hinweis: Der Ball dient hier in erster Linie als Richtungsweiser. Die gerade Rückenposition darf auf keinen Fall verlassen werden, nur um den Ball berühren zu können. Größere Bälle erleichtern gegebenenfalls die Ausübung.

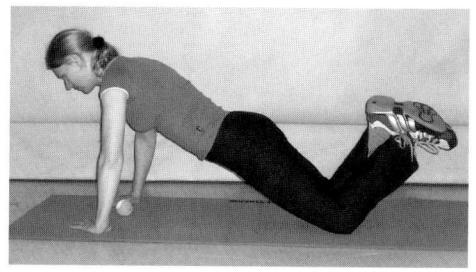

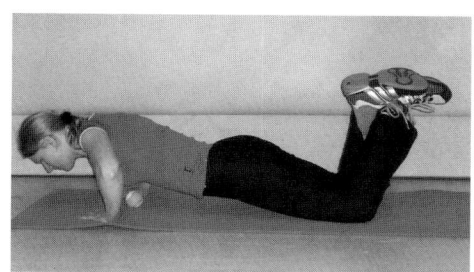

Brustmuskel, Deltamuskel und Ellbogenstrecker

Durchführung: Der Übende nimmt dieselbe Position ein wie bei der Übung 4. Dann hebt er im Wechsel die rechte und linke Hand vom Boden und rollt den Ball hin und her.

Variation (für Übung 4 und 5): Eine Steigerung der Intensität erfolgt über die Veränderung der Ausgangsposition. Je weiter die Übenden mit den Knien nach hinten wandern, desto intensiver wird die Übung. Maximum wäre die normale Liegestützposition mit aufgestellten Füßen.

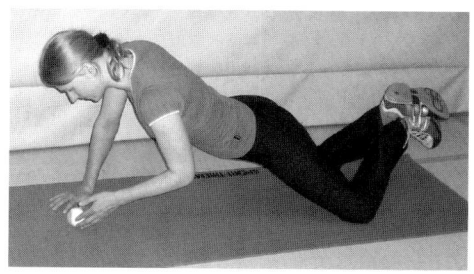

Abschluss: Spannung und Entspannung mit dem Tennisball (Körperwahrnehmung)

Durchführung: Ein Teilnehmer liegt in Bauchlage auf der Matte. Der Partner sitzt daneben und rollt den Tennisball ganz langsam über den Körper des Liegenden. Die Stellen, an denen er verweilt, sollen angespannt werden, bis der Ball zu einer anderen Stelle des Körpers gebracht wird.

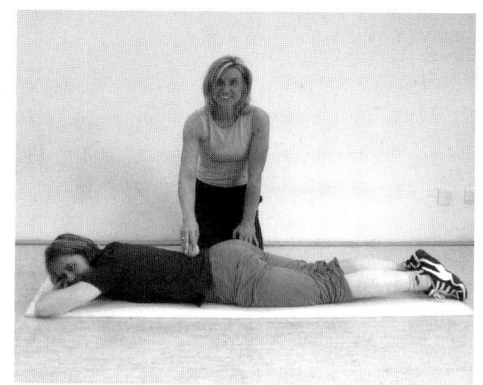

Auf einen Blick

Aufwärmung

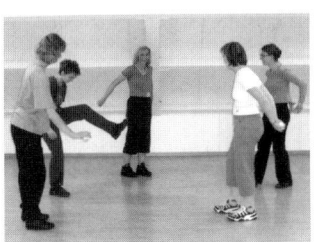
Übungsformen mit dem Tennisball

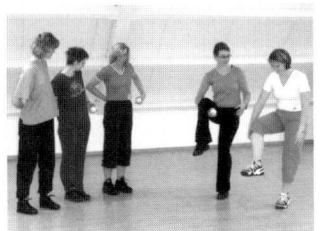
Übungsformen mit dem Tennisball (zu zweit)

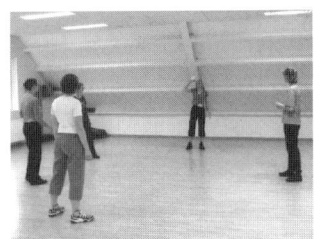
Chaosball

Hauptteil

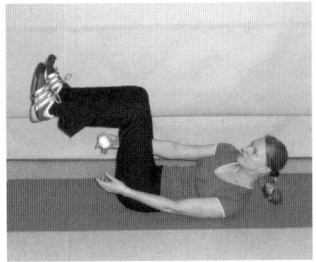
Gerade und schräge Bauchmuskulatur

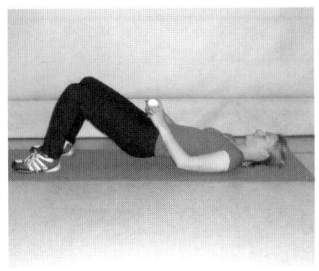
Großer Gesäßmuskel, Kniebeuger, Rückenstrecker

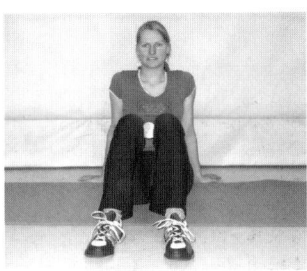
Adduktoren

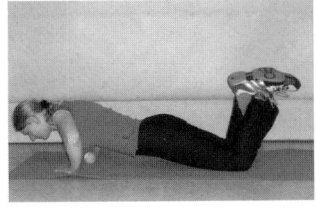
Brustmuskulatur, Deltamuskel, Ellbogenstrecker

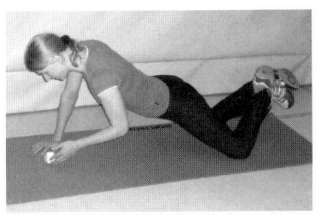
Brustmuskulatur, Deltamuskel, Ellbogenstrecker

Abschluss

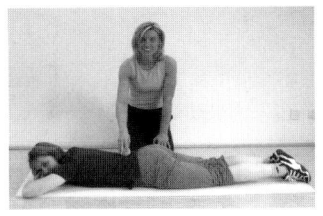
Spannung und Entspannung mit dem Tennisball

Übungseinheiten mit Sportgeräten

3.2.9 Tennisringe

Aufwärmung

Übungsformen mit Tennisringen in Partnerarbeit
Durchführung: Die Teilnehmer suchen sich einen Partner und erhalten jeweils zu zweit einen Tennisring. Dann stellen sie sich im Abstand von ca. 4-6 m gegenüber und werfen sich den Tennisring im Stand auf verschiedene Arten zu:
- Tennisring von unten zuwerfen
- Zuwurf von der Seite (wie eine Frisbeescheibe)
- Ring mit beiden Händen vor dem Körper wegstoßen
- ein Bein anheben und den Tennisring unten hindurch werfen

Hinweis: Gefangen werden soll sowohl mit der rechten als auch mit der linken Hand. Neben dem normalen Fang kann auch versucht werden, den Tennisring zu greifen, indem der Arm durch den Ring hindurchgeführt wird.

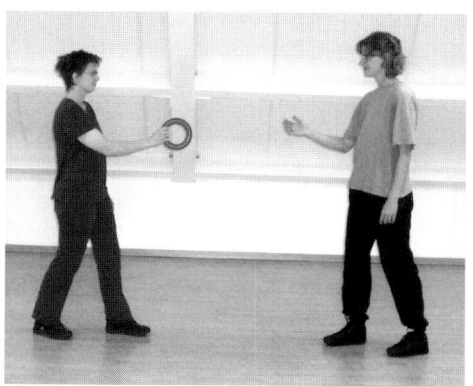

Übungsformen mit Tennisringen aus der Bewegung
Durchführung: Sobald den Teilnehmern die Wurfvariationen gelingen, erfolgen dieselben Übungen im gemeinsamen Lauf durch die Halle.
Variation: Bei guter Beherrschung des Fangens und Werfens können pro Paar auch zwei Tennisringe ausgegeben werden. Jede Partnerin nimmt einen davon in die Hand und nach Absprache werden beide Ringe gleichzeitig geworfen.

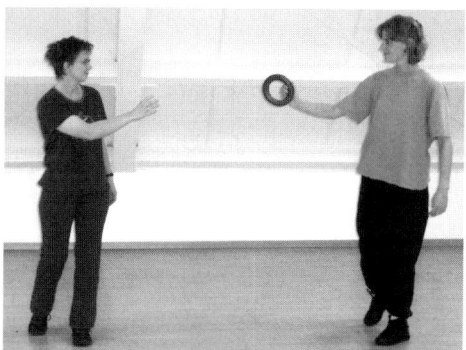

Hauptteil: Kräftigung mit Tennisringen

Rückenstrecker und Trapezmuskulatur
Durchführung: Folgende Ausgangsposition ist für die Übungen zur Kräftigung der Rückenmuskulatur einzunehmen: Der Übende befindet sich in Bauchlage auf der Matte. Die Fußspitzen werden aufgestellt, die Knie leicht in die Matte gedrückt und der Bauch angespannt. Die Arme liegen in U-Halte neben dem Körper. Zu Beginn der Übung werden Kopf und Arme von der Matte abgehoben und folgende Aufgaben erfüllt:

a: Der Tennisring wird mit beiden Händen festgehalten und vom Kopf beginnend vor- und zurückgeschoben.

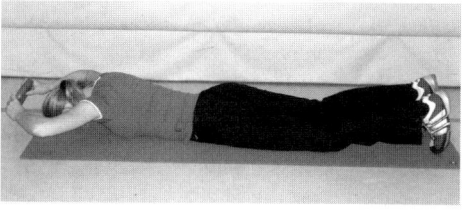
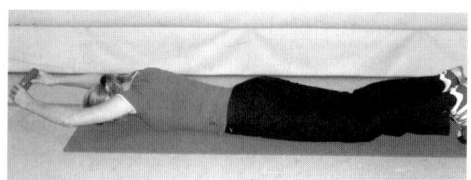

b: Der Ring wird um den Körper herumgeführt, d.h. vor dem Kopf wird er von der rechten in die linke Hand und hinter dem Rücken von der linken Hand wieder in die rechte übergeben.

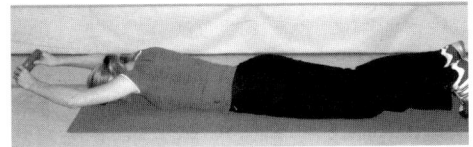

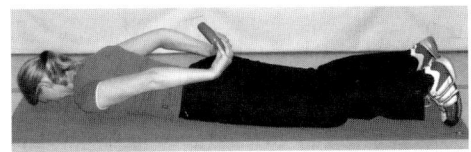

c: Der Ring wird mit beiden Händen vor dem Kopf festgehalten. Dann bewegt die Übende ihren Oberkörper im Wechsel leicht zur rechten und zur linken Seite.
Hinweis: Es muss darauf geachtet werden, dass die Übenden den Oberkörper bei der Durchführung nicht zu weit von der Unterlage abheben und damit ins Hohlkreuz gelangen. Als Tipp kann der Übungsleiter die Teilnehmer darauf hinweisen, dass die Nase fast den Boden berühren soll.

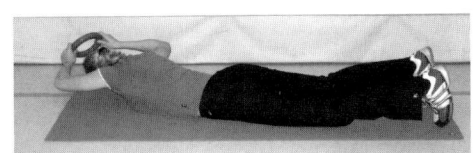

Gerade Bauchmuskulatur
a: Für die erste Bauchmuskelübung (2a) wird folgende Ausgangsposition eingenommen: Die Teilnehmer befinden sich in Rückenlage. Die Beine werden vom Boden abgehoben, so dass im Hüftgelenk und im Kniegelenk ein Winkel von ca. 90° vorhanden ist. Nun werden Kopf und Schultern leicht von der Matte abgehoben und der Tennisring in 8er-Kreisen um die Oberschenkel geführt.
Hinweis: Während der Übung soll der Blick zur Decke und nicht auf den Tennisring gerichtet werden, um den Kopf in Verlängerung der Wirbelsäule zu halten.
Variation: Der Ring wird um die Unterschenkel geführt, so dass der Übende sich weiter aufrichten muss. Die Übung wird dadurch intensiver.

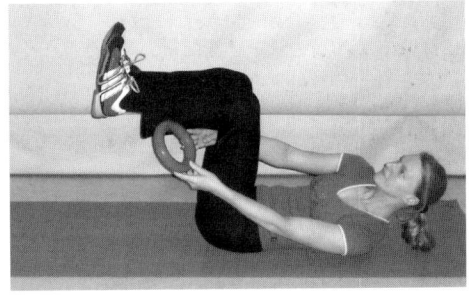

b und c: Hier befinden sich die Teilnehmer wiederum in Rückenlage, allerdings werden die Beine dieses Mal nicht abgehoben, sondern angestellt. Die Fußspitzen werden zum Oberkörper herangezogen. Kopf, Oberkörper und Arme werden vom Boden gelöst, wobei der Blick zur Decke gerichtet wird.

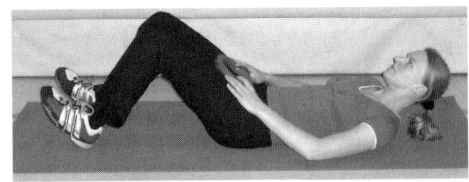

b: Die Übenden schieben den Ring an den Oberschenkeln entlang bis zu den Knien und richten sich dabei immer ein Stückchen weiter auf. Oben angelangt, wird die Spannung einen Moment gehalten. Anschließend bewegen sie sich wieder nach unten, legen den Oberkörper aber nicht ganz ab und kommen dann wieder hoch.

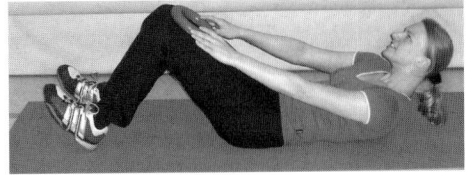

c: Gerade und schräge Bauchmuskulatur

Der Tennisring wird mit beiden Händen festgehalten. Dann richten sich die Teilnehmer wie beschrieben leicht auf und neigen sich zu einer Seite hinüber, d.h. der Ring wird zuerst seitlich am rechten Bein, dann am linken Bein vorbeigeführt.

Hinweis: Bevor die Seite gewechselt wird, soll der Oberkörper erst wieder leicht zurückbewegt werden.

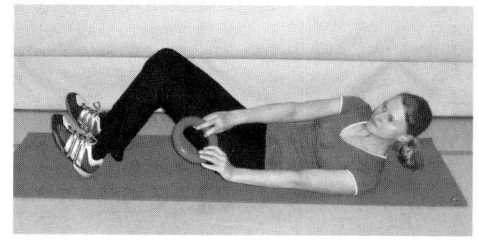

Bein- und Beckenbodenmuskulatur

Durchführung: Für die Ausgangsposition wird erneut die Rückenlage eingenommen. Die Beine werden angestellt und das Gesäß vom Boden abgehoben, bis Knie, Gesäß und Schultern in etwa eine gerade Linie bilden.
Der Tennisring wird in die rechte Hand genommen und unter dem Gesäß in die linke Hand übergeben. Dann wird das Gesäß leicht abgesenkt und der Ring über dem Bauch wieder zur rechten Hand geführt. Diese Bewegung wird mehrfach wiederholt.

Hinweis: Die Intensität der Übung kann über die Stellung der Beine variiert werden. Je weiter die Füße nach vorn geschoben werden, desto anstrengender wird die Kräftigung. Es ist darauf zu achten, dass das Becken im Verlauf der Übung nicht absackt.

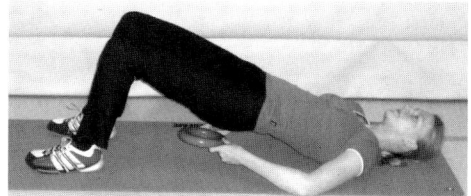
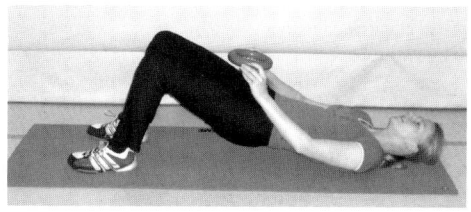

Abschluss: Tennisringe erspüren (Körperwahrnehmung)

Durchführung: Es werden Dreier- oder Vierergruppen gebildet. Teilnehmer A befindet sich mit geschlossenen Augen in Bauchlage auf einer Matte. Teilnehmer B, C und D haben jeweils 2 Tennisringe in den Händen und legen ihm gleichzeitig so viele Ringe auf den Körper, wie sie möchten. A muss nun raten, wo und wie viele Ringe sich auf seinem Körper befinden.

Variation: Die Übung kann auch in der Rückenlage durchgeführt werden. Es empfiehlt sich allerdings, dieses erst mit Gruppen zu machen, die sich untereinander schon etwas besser kennen.

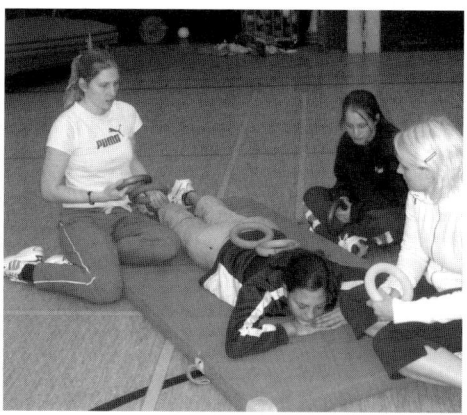

Auf einen Blick

Aufwärmung

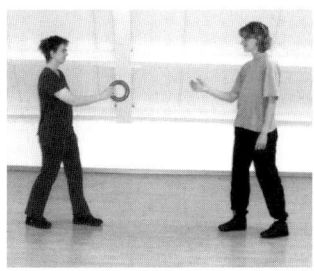

Übungsformen mit
Tennisringen (zu zweit)

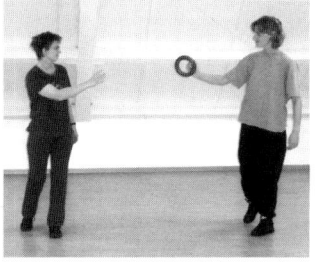

Übungsformen aus
der Bewegung

Hauptteil

1. Rückenstrecker und Trapezmuskulatur:

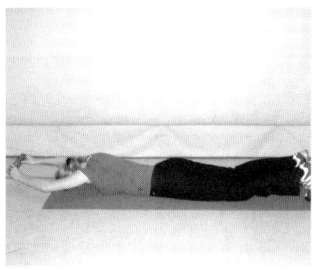

a)

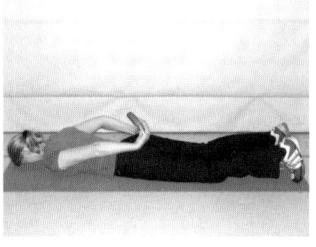

b)

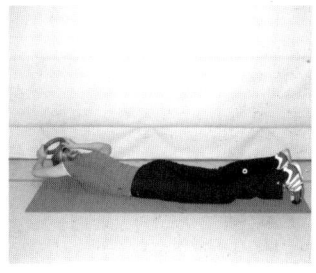

c)

2. Bauchmuskulatur

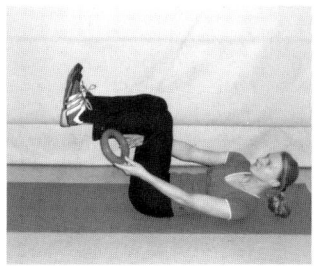

a)

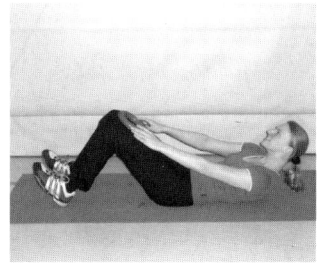

b)

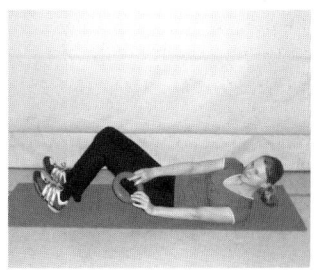

c)

Übungseinheiten mit Sportgeräten

3. Kniebeuger, Großer Gesäßmuskel, Rückenstrecker (unterer Anteil)

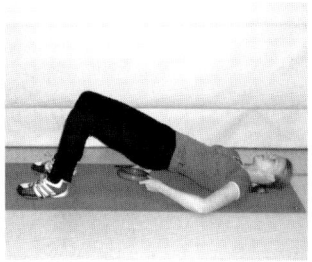

Abschluss

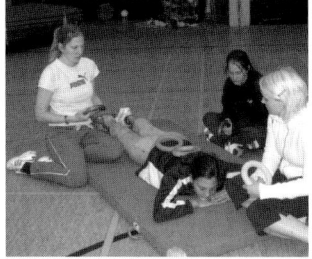

Tennisringe erspüren

3.2.10 Theraband (Teil 1)

Aufwärmung: Bingo

Bei dem Spiel ‚Bingo' handelt es sich eigentlich um eine Staffel. Durch geringfügige Veränderungen kann diese jedoch auch im Rahmen einer Funktionsgymnastik-Einheit eingesetzt werden, da die Geschwindigkeit durch die nachstehende Variation verringert wird.

Durchführung: Es werden mehrere Teams gebildet (bis zu 6 Teilnehmer pro Mannschaft). Jedes Team erhält einen Spielplan (Zahlen 1-25 im Quadrat angeordnet) und die entsprechende Anzahl einzelner Zahlen. Die Zahlen werden am Umkehrpunkt der Staffel in einen umgedrehten Kasten gelegt. Der Spielplan verbleibt bei der Mannschaft. Am Startpunkt wird ebenfalls ein umgedrehter kleiner Kasten aufgestellt.

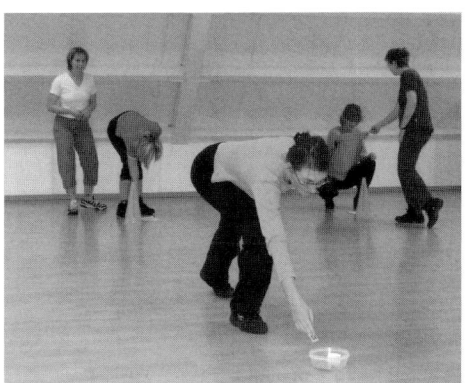

Auf Kommando starten die ersten Läufer der Teams, walken zum Kasten und holen eine Zahl heraus, allerdings ohne hinzuschauen! Sie schlagen den Zweiten ab und so weiter. Alle Zahlen werden auf den Spielplan gelegt. Wer zuerst eine Reihe voll hat, ist Sieger!

Variationen:
- Der Übungsleiter gibt vor Beginn eine Kombination bekannt, die erreicht werden muss. Alle Zahlen, die nicht passen, werden in den Kasten am Startpunkt gelegt!
- Therabänder können miteinbezogen werden, indem sich jeder Teilnehmer eine Therabandschlaufe um die Füße wickelt oder zwei Walker mit einem Band verbunden werden!

Übungseinheiten mit Sportgeräten

Hauptteil: Kräftigen

Obere Extremität:

Deltamuskel und Trapezmuskel
Durchführung: In Schrittstellung wird das Theraband mit dem linken Fuß am Boden fixiert. Dann wird es über das linke Knie zum linken Oberarm geführt und ebenfalls mit der linken Hand gehalten. Der Ellenbogen liegt zunächst am Körper an und wird dann seitlich hochgezogen, bis er etwa die Waagerechte erreicht hat.
Hinweis: Das Bein, das das Band am Boden fixiert, sollte immer leicht angewinkelt und nicht gestreckt sein, damit es nicht abrutschen kann.

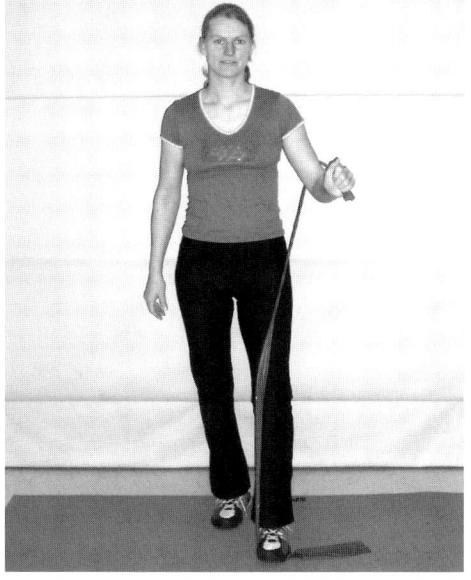

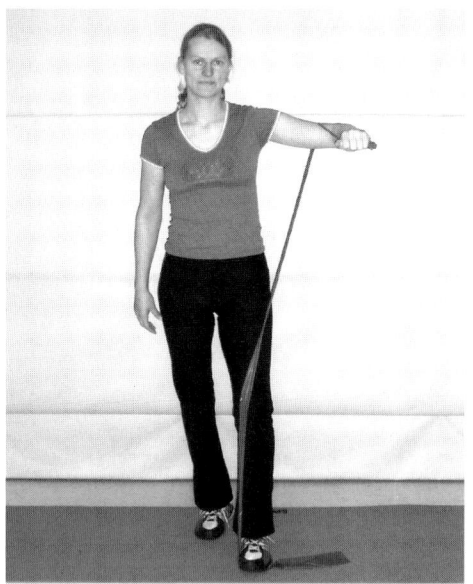

Deltamuskel, Ellbogenstrecker und Trapezmuskel

Durchführung: Im Stand wird das Band unter beiden Füßen fixiert und über Kreuz mit der rechten und linken Hand festgehalten. Die Beine sind leicht gebeugt und der Oberkörper wird aufrecht gehalten, während die Arme nach oben gezogen werden.

Hinweis: Um den Teilnehmern die Haltung zu verdeutlichen, sollte darauf hingewiesen werden, dass die Ellenbogen nach oben zeigen sollen.

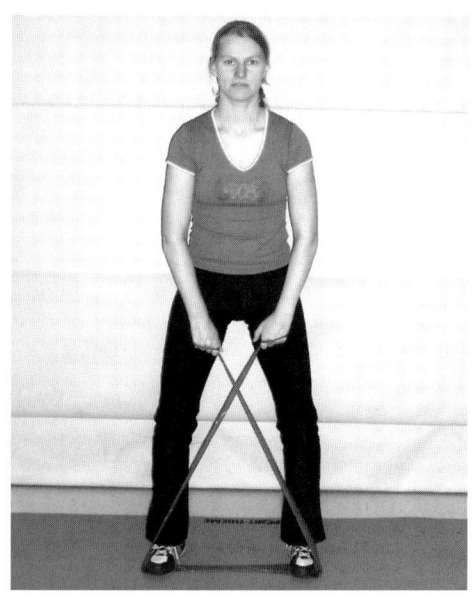

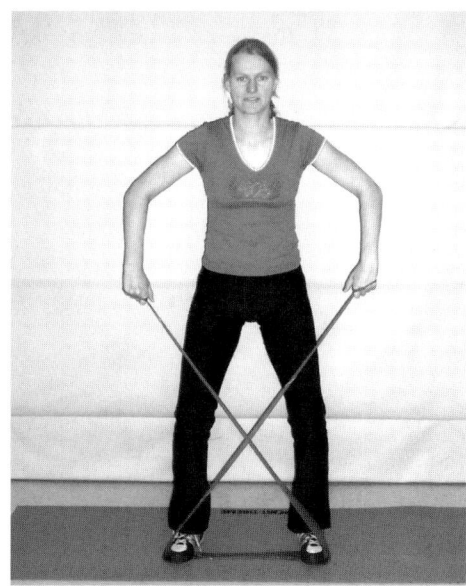

Übungseinheiten mit Sportgeräten

Rumpfmuskulatur

Rückenstrecker, Trapezmuskel
Durchführung: Die Teilnehmer nehmen eine aufrechte Körperhaltung ein. Das Band wird dabei hinter dem Kopf mit beiden Händen festgehalten. Anschließend ziehen die Teilnehmer die Arme leicht auseinander, gehen dabei gleichzeitig in die Knie und beugen den Oberkörper leicht nach vorn.
Hinweis: Diese Übung sollte erst dann durchgeführt werden, wenn die Teilnehmer in der Lage sind, ihren Rücken gerade (rückengerecht) nach vorn zu beugen.

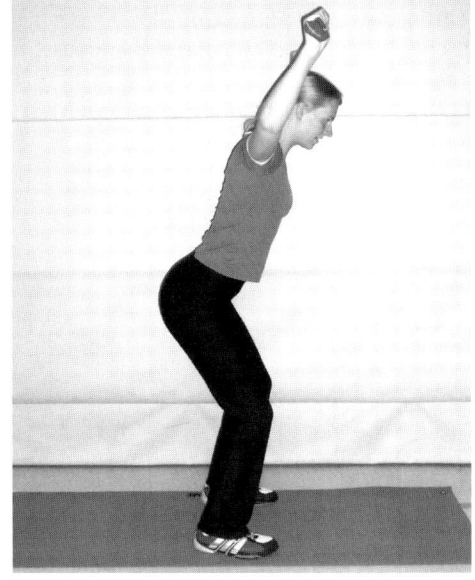

Rückenstrecker
Durchführung: Die Teilnehmer begeben sich in den Vierfüßlerstand. Dann wird das Band mit einer Schlaufe am rechten Fuß befestigt und mit der linken Hand festgehalten. Anschließend sollen der rechte Arm und das linke Bein gestreckt und dann unter dem Körper zusammengeführt werden.

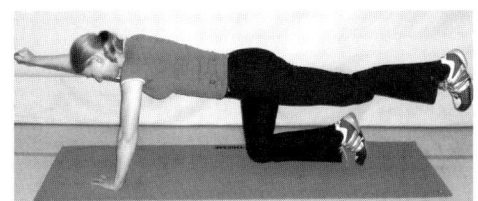

Gerade Bauchmuskulatur
Durchführung: In Rückenlage wird das Theraband unter die Lendenwirbelsäule gelegt. Dann werden beide Beine zum Oberkörper herangezogen und abwechselnd nach vorn gestreckt, während gleichzeitig der Rücken gegen den Boden bzw. das Theraband gedrückt wird.
Hinweis: Die Beine dürfen nur soweit vorgestreckt werden, dass sich das Band nicht herausziehen lässt.

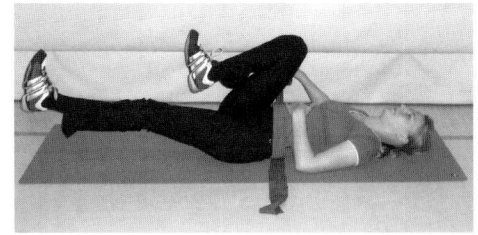

Untere Extremität

Adduktoren und Abduktoren (in Partnerarbeit)
Durchführung: Die Teilnehmer nehmen sich zusammen ein Band, in das eine Schlaufe gemacht wird. Partner A und B stecken dann jeweils einen Fuß hinein. A sucht sich einen festen Stand, während B das Band mit einem Fuß zur Seite (innen und außen) wegzieht.
Hinweis: Sobald das Theraband nach innen gezogen wird, werden die Adduktoren beansprucht, beim nach Außenziehen werden die Abduktoren.

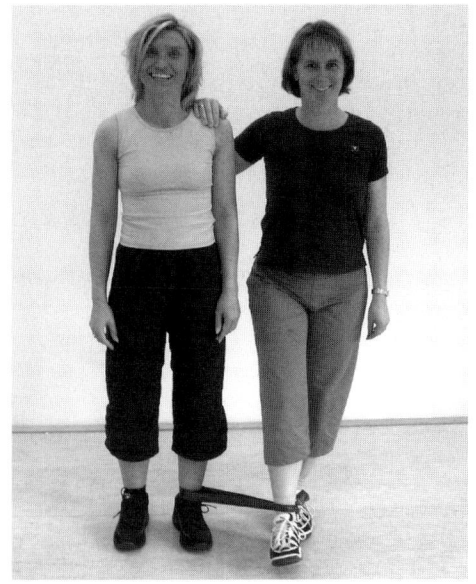

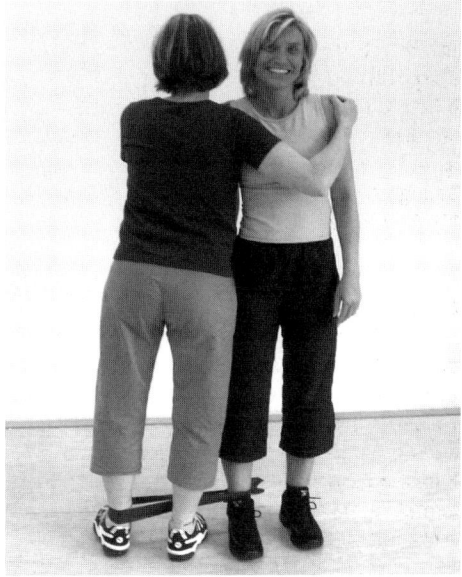

Übungseinheiten mit Sportgeräten

Abschluss: Partnerdehnung (Anspannungs-/Entspannungsdehnen) mit Walkeinlagen

Durchführung: Die Teilnehmer legen die Therabänder (jeweils als Kreis geformt) auf Matten verteilt in der Halle aus. Dann beginnen sie zu walken. Auf ein Kommando des Übungsleiters treffen sich jeweils zwei Teilnehmer an einem Therabandkreis (einer setzt sich hinein) und führen verschiedene dynamische Dehnübungen durch. Die beschriebenen Übungen werden bei beiden Partnern durchgeführt, bevor wieder gewalkt wird.

Brustmuskulatur
Durchführung: Der Helfer stellt sich seitlich hinter seinen Partner, so dass er mit den Beinen dessen Rücken abstützen kann und greift von hinten oben die Oberarme seines Partners. Diese werden leicht nach hinten gezogen. Die Dehnung erfolgt wie oben beschrieben.
Hinweis: Die Arme sollten dabei leicht angewinkelt bleiben.

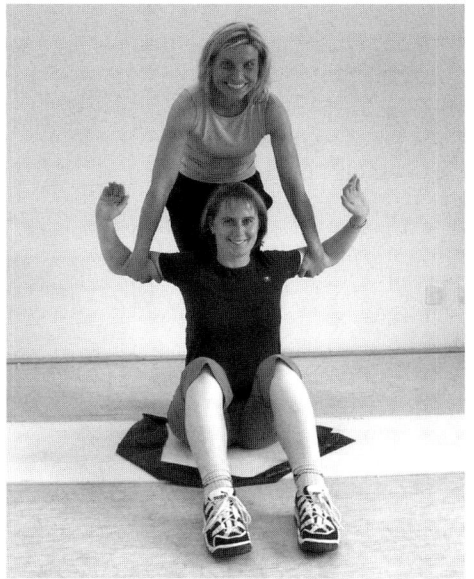

Rauten- und Trapezmuskel
Durchführung: Der sitzende Teilnehmer hält seinen rechten Arm in Vorhalte vor dem Körper. Dabei sollte sich der Unterarm in Höhe der Schulter befinden. Der Partner befindet sich vor dem Übenden und bewegt den Unterarm vorsichtig in Richtung der linken Schulter.
Hinweis: Damit der Übende nicht ausweicht, kann der Partner mit der freien Hand die jeweilige Schulter fixieren.

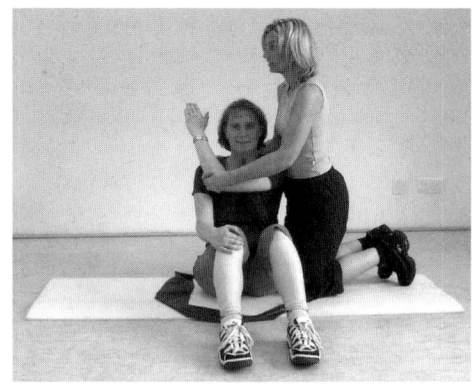

Trapezmuskel
Durchführung: Der Helfer stellt sich seitlich neben den Übenden und bewegt den Kopf mit der rechten Hand vorsichtig zur rechten Seite, so als wolle er das Ohr auf der rechten Schulter ablegen.

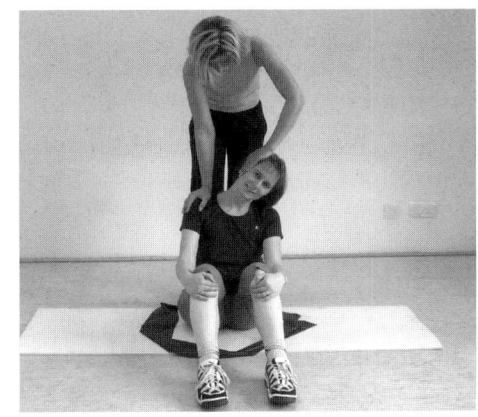

Rückenstrecker
Durchführung: Aus der Rückenlage bewegt der Partner die Beine mit angewinkelten Knien in Richtung Oberkörper. Dabei können die Oberschenkel mit den Händen gefasst werden, während der Partner die Füße gleichzeitig mit den Schultern nach unten bewegt.
Hinweis: Die Beine sollten leicht geöffnet sein, um die Knie neben dem Körper zum Boden drücken zu können.

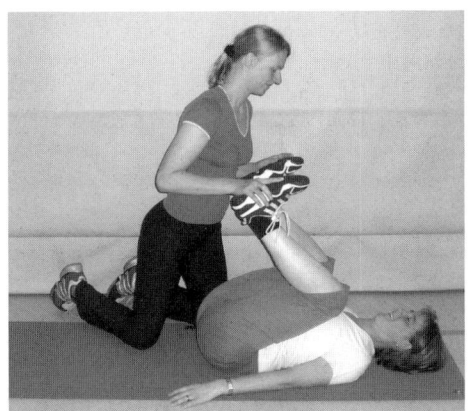

Massage der Nacken- und Schulterpartie
Durchführung: Beim letzten Zusammentreffen sollen sich die Partner mit den Daumen beider Hände die Schulter- und Nackenmuskulatur in kreisenden Bewegungen massieren.
Hinweis: Der Übungsleiter sollte darauf hinweisen, dass nicht direkt auf der Wirbelsäule massiert werden darf.

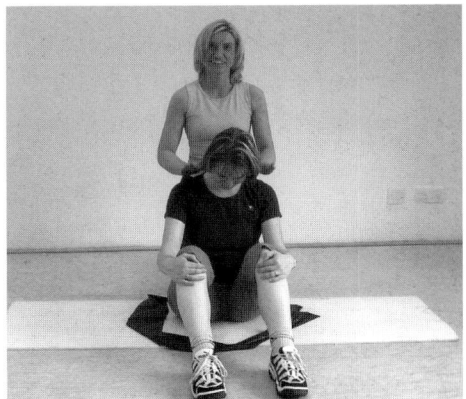

Anmerkungen zu allen Abschlussübungen:
50+: Gegebenenfalls können hier kleine Kästen oder Pezibälle als Hilfsmittel Verwendung finden, um die Übungen im Sitz bequemer zu gestalten.
Variation: Die Abschlussübungen können in ein Musik-stopp-Spiel eingebaut werden, d.h. die Partner finden sich zusammen, sobald die Musik ausgeht.

Übungseinheiten mit Sportgeräten

Auf einen Blick

Aufwärmung

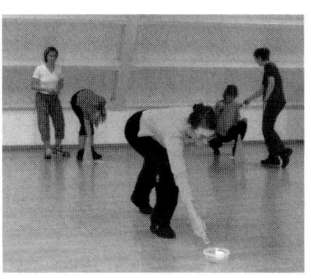

Bingo

Hauptteil:

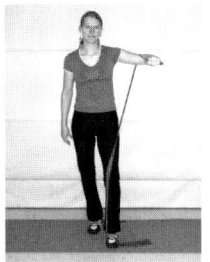 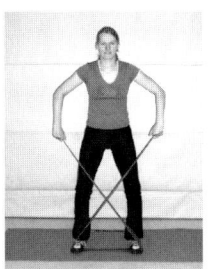 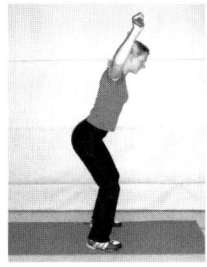

Trapezmuskel, Deltamuskel   Deltamuskel, Trapezmuskel, Ellbogenstrecker   Rückenstrecker, Trapezmuskel

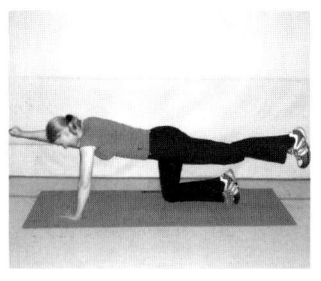 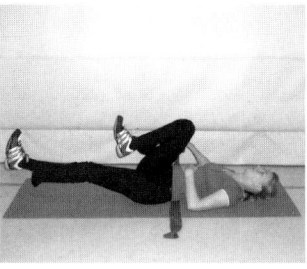 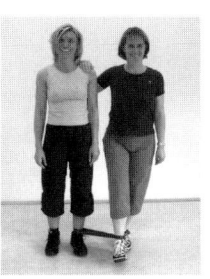

Rückenstrecker   Gerade Bauchmuskulatur   Adduktoren und Abduktoren

Abschluss: AED-Methode in Partnerarbeit mit Walkeinlagen

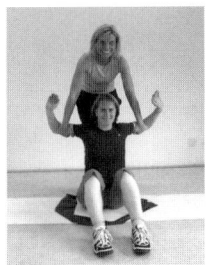
Brustmuskulatur

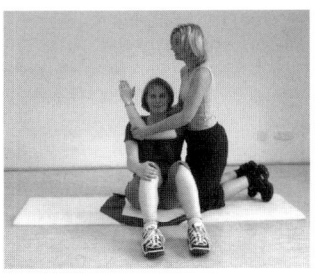
Rauten- und Trapezmuskel

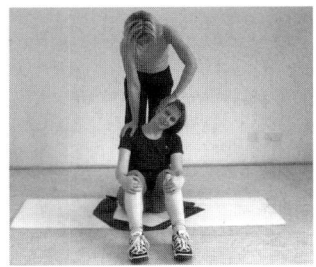
Trapezmuskel

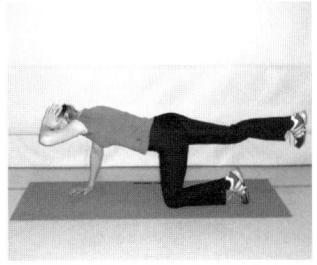
Rückenstrecker

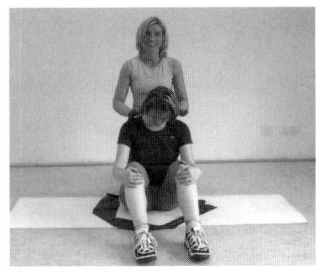
Nackenmassage

Übungseinheiten mit Sportgeräten

3.2.11 Theraband (Teil 2)

Aufwärmung: Laufvariationen

Durchführung: Jeder Teilnehmer erhält ein Band und legt es der Länge nach in der Halle aus. Dann wird zu musikalischer Begleitung um die Bänder herumgelaufen. Auf Kommando des Übungsleiters begibt man sich von Band zu Band und erfüllt unterschiedliche Aufgaben:
- Um jedes Band einzeln herumlaufen (vorwärts/ rückwärts/seitwärts)
- Neben dem Band auf einem Bein entlang hüpfen
- An einem Ende des Bandes beginnen und bis zum anderen Ende hin- und herhüpfen (vorwärts und rückwärts/seitwärts)
- Das Band zum Kreis formen, hineinhüpfen und wieder hinaushüpfen

50+: Für die Altersklasse 50+ bietet es sich an, die Übungen, bei denen gehüpft werden soll, zu verändern (z.B. an einem Ende des Bandes aufstellen und immer mit einem Schritt vorwärts und dann rückwärts bis zum anderen Ende gehen)

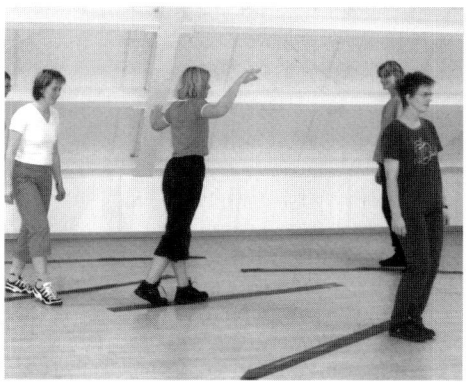

Hauptteil: Kräftigen

Die nachstehenden Kräftigungsübungen können alle dynamisch durchgeführt werden, d.h. im Wechsel zwischen Anspannen und langsamen Lösen der Anspannung.

Ellbogenbeuger
Durchführung: In Schrittstellung wird das Theraband mit dem linken Fuß am Boden fixiert. Jeweils ein Ende wird mit einer Hand festgehalten, wobei die Handflächen nach oben zeigen. Die Ellenbogen werden leicht an den Bauch gedrückt und damit fixiert. Anschließend werden beide Unterarme gleichzeitig angebeugt.
Hinweis: In der Anfangsposition sollten die Arme nicht vollkommen gestreckt und in der Endposition nicht ganz bis zum Oberarm herangezogen werden.
Variation: Die Arme können auch einzeln trainiert werden, um sich besser auf den Ablauf konzentrieren zu können. Dies bietet sich an, wenn die Teilnehmer Schwierigkeiten haben, nur die Unterarme anzuziehen und bei der Übung den ganzen Arm bewegen.

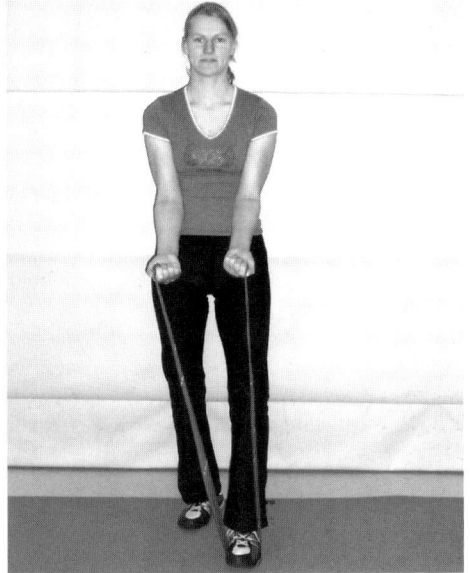

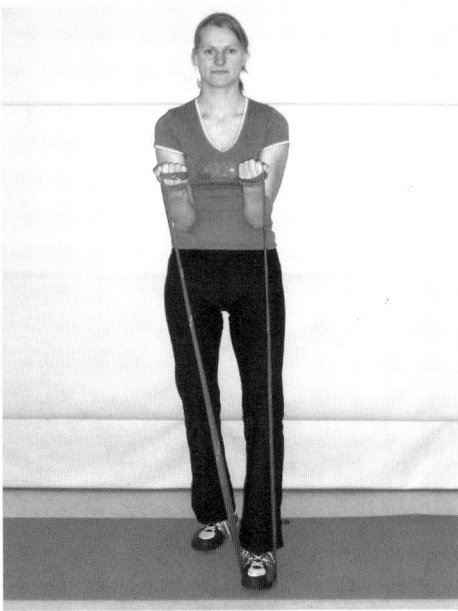

Übungseinheiten mit Sportgeräten

Ellbogenstrecker
Durchführung: Die Übung kann sowohl im Stehen als auch im Sitzen durchgeführt werden. Das Band wird dabei mit einer Hand (z.B. erst die linke) hinter dem Rücken fixiert. Die andere (rechte) Hand fasst das zweite Ende etwa in Kopfhöhe ebenfalls hinter dem Rücken, der Ellenbogen zeigt dabei nach oben. Zur Kräftigung des Armstreckers wird der rechte Unterarm nach oben gestreckt, ohne den Oberarm zu bewegen.
Hinweis: Der Arm sollte in der Endposition wiederum nicht ganz gestreckt sein.

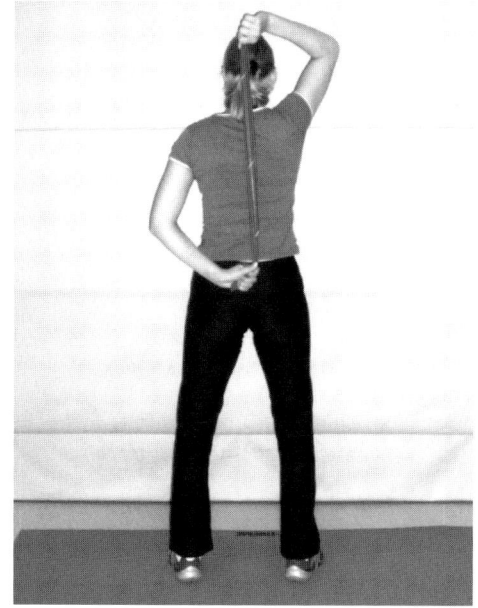

Rückenstrecker, Ellbogenstrecker
Durchführung (in Partnerarbeit): Ein Teilnehmer sitzt auf einem kleinen Hocker oder Stuhl. Das Band läuft hinter seinem Rücken entlang, wird aber vorn mit beiden Händen festgehalten (etwa 90°-Winkel im Ellenbogengelenk). Sein Partner steht vor ihm und hält in jeder Hand ein Ende des Bandes. Dann zieht der Übende das Theraband nach hinten und streckt somit die Arme.
Hinweis: Im Verlauf der gesamten Übung sollen die Ellenbogen nach hinten zeigen. Sollten keine Hocker vorhanden sein, können auch kleine Kästen verwendet werden. Allerdings müssen sich die Teilnehmer dann auf die schmalere Seite setzen, um die Arme seitlich vorbeiziehen zu können.

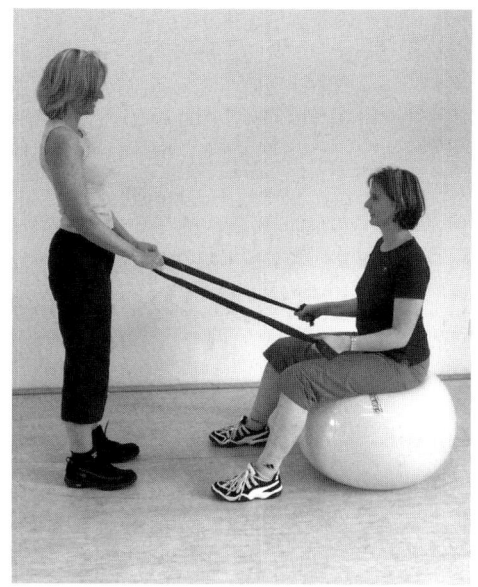

Gerade und schräge Bauchmuskulatur (in Partnerarbeit)

Durchführung: Ein Teilnehmer befindet sich in Rückenlage auf der Matte, die Beine sind angestellt und die Fußspitzen hochgezogen. Das Band wird zu einer Schlaufe gebunden oder mit Clips befestigt. Der Helfer steigt mit einem Bein in die Schlaufe und fixiert diese. Der Übende greift das Band mit einer Hand, zieht den Arm nach vorn und bewegt gleichzeitig seinen Oberkörper leicht aufwärts.

Hinweis: Die Übung sollte dynamisch erfolgen, d.h. das Band wird immer wieder nach vorn gezogen und wieder leicht zurückbewegt. Die Seiten werden selbstverständlich gewechselt.

Variation: Der Arm (und damit auch der Oberkörper) kann gerade nach vorn oder diagonal bewegt werden.

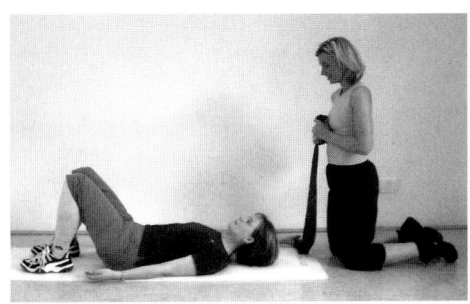

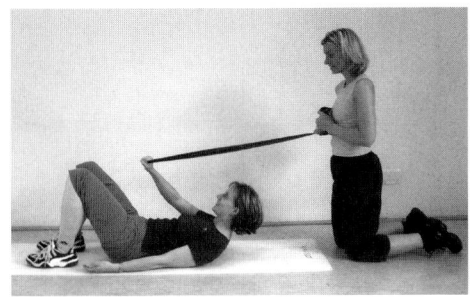

Großer Gesäßmuskel (in Partnerarbeit)

Durchführung: Die Teilnehmer nehmen sich zusammen ein Band, in das wiederum eine Schlaufe gemacht wird. Dann stellen beide Partner jeweils einen Fuß hinein. Einer der beiden sucht sich einen festen Stand, während sich der andere mit dem Gesicht seinem Partner zuwendet und das Band mit einem Fuß nach hinten zieht.

Hinweis: Die Teilnehmer sollen den Oberkörper bei dieser Übung aufrecht halten und nicht nach vorn bewegen. Sie können sich als Unterstützung auch beim Partner festhalten. Sofern andere Befestigungsmöglichkeiten (z.B. Sprossenwände) vorhanden sind, können diese natürlich genutzt werden.

Variation: Das Zugbein kann auch nach hinten angewinkelt werden, um die hintere Oberschenkelmuskulatur zu beanspruchen.

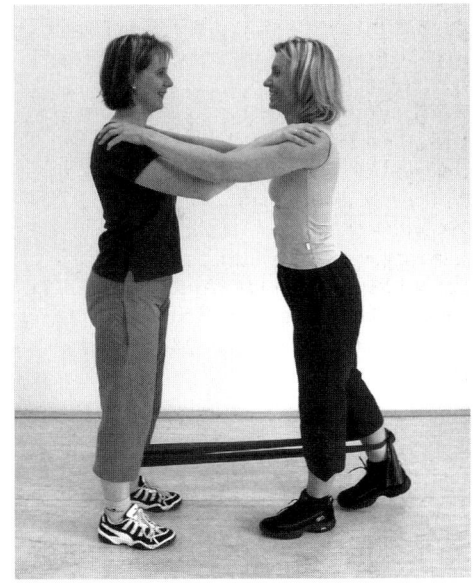

Kniestrecker

Durchführung: Das Band wird auf halber Länge um den rechten Fuß gewickelt und beide Enden mit der rechten Hand festgehalten. Dann wird eine Sitzposition auf der Matte eingenommen, in der beide Beine zunächst angestellt sind. Ohne die Position der Oberschenkel zu verändern, streckt der Übende dann den rechten Unterschenkel. Nach Beendigung der Übung wird auf der linken Seite ebenso verfahren.
Hinweis: Um das Band besser zu fixieren, kann es unter dem Gesäß abgelegt werden.

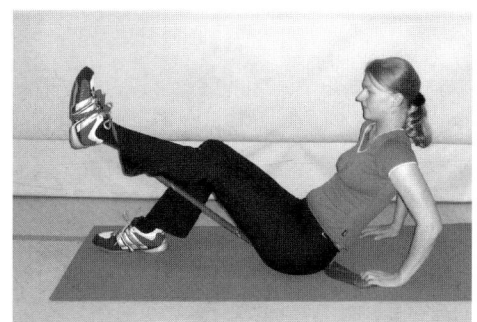

Abschluss: Geheimdienst unterwegs

Durchführung: Jeder Teilnehmer steckt sich ein Band in den hinteren Hosenbund. Dieses sind wichtige Geheimunterlagen, die so gut wie möglich geschützt werden müssen. Nun laufen alle durcheinander und versuchen, so viele „Papiere" wie möglich zu klauen! Alle Papiere, die erwischt wurden, werden wieder in den Hosenbund gesteckt.
Hinweis: Die eigenen Geheimunterlagen dürfen nicht mit den Händen festgehalten werden!
50+: Da dieses Spiel schnelle Bewegungen notwendig macht, sollte es bei Gruppen im Alter 50+ variiert werden, indem man beispielsweise vorgibt, dass nur gewalkt, nicht gelaufen werden darf. Ganz vermeiden lassen sich zügige Bewegungen zum Erhaschen der Bänder allerdings nicht.

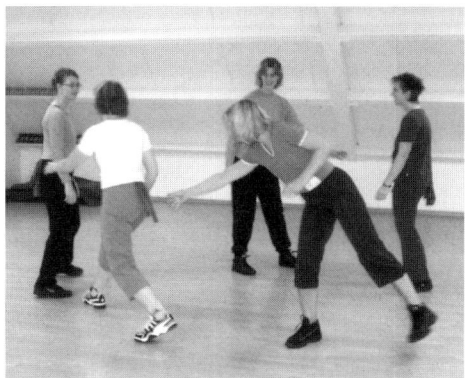

Auf einen Blick

Aufwärmung

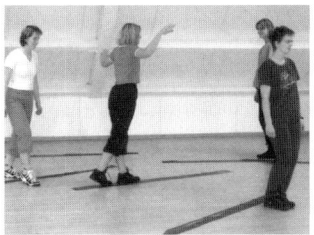

Laufvariationen mit dem Theraband

Hauptteil

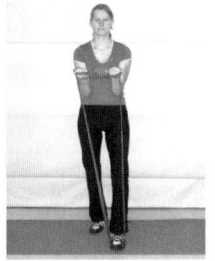　　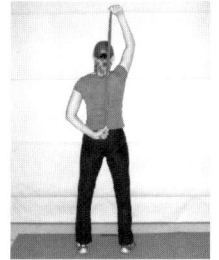　　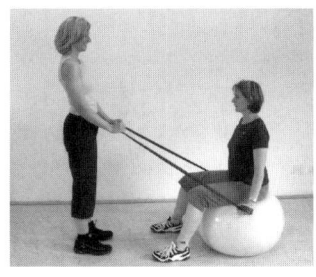

Ellbogenbeuger　　Ellbogenstrecker　　Rückenstrecker, Ellbogenstrecker

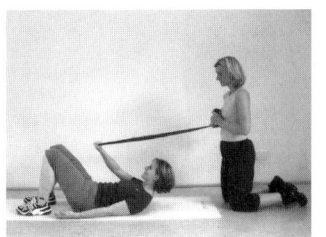　　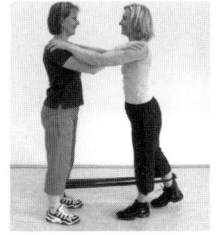　　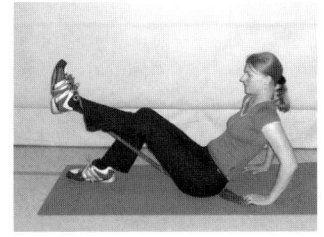

Gerade und schräge Bauchmuskulatur　　Großer Gesäßmuskel　　Kniestrecker

Abschluss

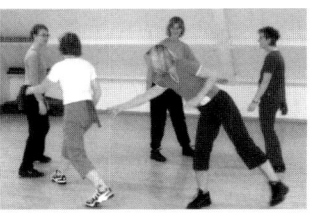

Geheimdienst unterwegs

3.2.12 Theraband (Teil 3)

Aufwärmung: Warmlaufen

Jeder Teilnehmer erhält ein Theraband und beginnt zu musikalischer Begleitung, sich im eigenen Tempo in der Halle warmzulaufen. Auf Kommando des Übungsleiters werden während des Laufens unterschiedliche Aufgaben mit dem Band durchgeführt:
- hochwerfen und auffangen
- um den Körper herumführen
- unter den Beinen durchgeben
- mit entgegenkommenden Partnern tauschen
- auf verschiedene Arten Schwingen (neben dem Körper im Kreis; in 8er-Kreisen vor oder neben dem Körper; hin- und herschwingen)

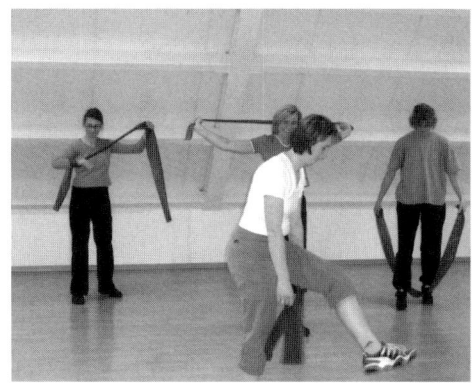

Hauptteil: Kräftigen

Ellbogenstrecker, Ellbogenbeuger und Trapezmuskel
Durchführung: Das Band wird in leichter Schrittstellung mit dem vorderen Fuß fixiert. Die Hände halten jeweils ein Ende des Bandes. Die Arme hängen zunächst seitlich neben dem Körper, wobei die Handflächen nach außen zeigen. Dann wird das Band mit der rechten und linken Hand gleichzeitig seitlich neben dem Körper nach oben gezogen und wieder abgesenkt.
Hinweis: Die Arme sollten zur Schonung der Gelenke im Verlauf des gesamten Bewegungsumfanges leicht angewinkelt bleiben.

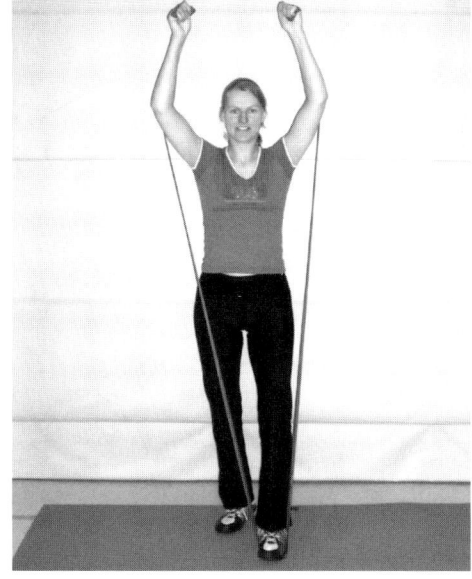

Theraband (Teil 3)

Brustmuskulatur
Durchführung: Das Band wird mehrfach gefaltet hinter den Kopf oder Nacken gelegt, so dass jeweils ein Ende noch gut mit einer Hand festzuhalten ist. Die Arme werden zunächst in U-Halte neben dem Körper (in Schulterhöhe) gehalten. Zur Kräftigung der Brustmuskulatur sollen die Ellbogen vorn zusammengeführt werden.
Hinweis: Das Band darf sich nicht zu weit oben am Kopf befinden und sollte immer leicht auf Spannung gehalten werden, da es sonst leicht wegrutschen kann. Sollte ausreichend Platz an Sprossenwänden oder Ähnlichem vorhanden sein, ist es auch möglich, das Band dort zu befestigen.

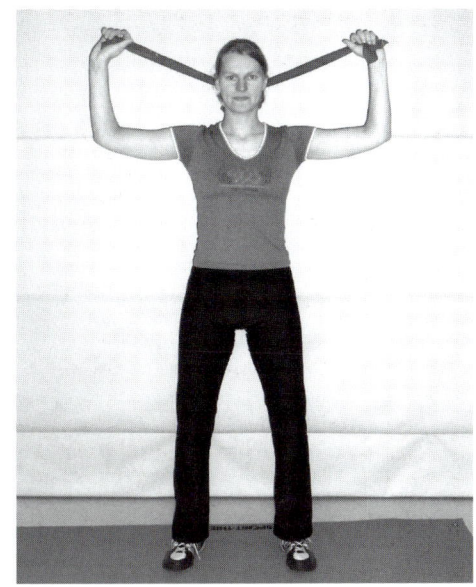

Rückenstrecker
Durchführung: Die Teilnehmer begeben sich in die Bauchlage, stellen die Fußspitzen auf und drücken die Knie leicht in die Matte. Dann wird der Kopf leicht abgehoben und das Band mit angewinkelten Armen vor dem Körper gehalten.
Hinweis: Die Übung kann sowohl statisch als auch dynamisch durchgeführt werden, indem das Band vor dem Körper auseinander gezogen wird.
Variation: Der Oberkörper kann zur Abwechslung leicht nach rechts oder links geneigt werden.

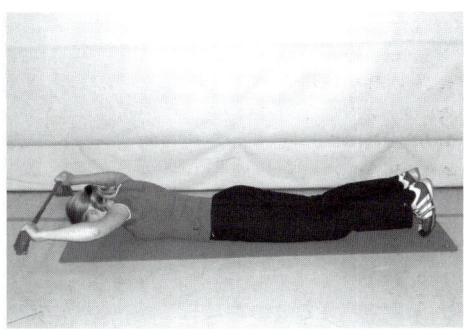

Übungseinheiten mit Sportgeräten

Gerade und schräge Bauchmuskulatur
Durchführung: Das Band wird mit einer kleinen Schlaufe am linken Fuß befestigt. Das andere Ende wird mit der rechten Hand festgehalten. Dann hebt der Übende aus der Rückenlage den Kopf leicht vom Boden ab und führt im Wechsel den rechten Ellenbogen und das linke Knie und den linken Ellenbogen und das rechte Knie zusammen. Die Gegenseite wird dabei gestreckt. Nach der Pause wird das Band am anderen Fuß befestigt und die Übung mit der Gegenseite durchgeführt.
Hinweis: Für Teilnehmer der Altersklasse 50+ kann die Übung erleichtert werden, indem der Kopf auf der Matte liegen bleibt.
Variation: Sollten ausreichend Therabänder vorhanden sein, können die Teilnehmer über Kreuz ein zweites Band befestigen.

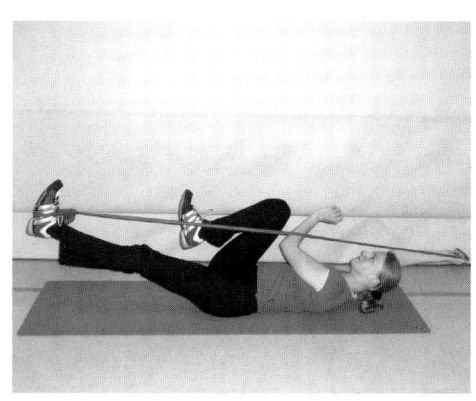

Adduktoren
Durchführung: Das Band wird zu einer Schlaufe gebunden und beide Füße hineingestellt. Dann begeben sich die Teilnehmer in die Seitlage und heben jeweils ein Bein gegen den Widerstand des Bandes ab. Das andere Bein fixiert das Band am Boden.

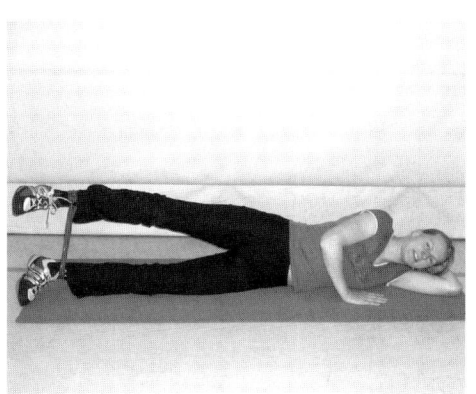

Abschluss: Formen legen mit Therabändern

Durchführung: Die Teilnehmer sollen mit den Füßen Formen, Buchstaben und Bilder mit ihren Therabändern legen. Die Augen bleiben dabei geschlossen.
Hinweis: Einfacher wird die Übung, wenn zuvor die Schuhe ausgezogen werden, um die Bänder besser fühlen zu können.
Variation: Es können auch gemeinsam Wörter oder Bilder entwickelt werden. Dabei sollten die Augen allerdings geöffnet werden. Schwieriger wird es, wenn die Teilnehmer sich nicht absprechen dürfen und die Auflage bekommen, dass alle an einem Wort oder Bild beteiligt werden sollen.

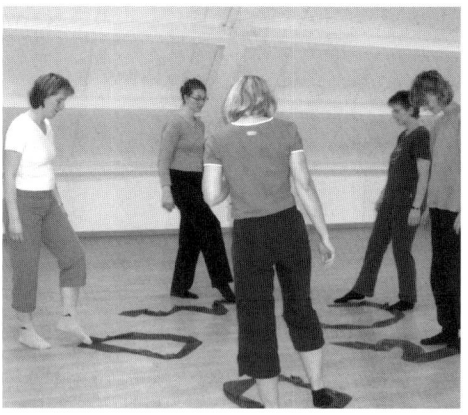

Theraband (Teil 3)

Auf einen Blick

Aufwärmung

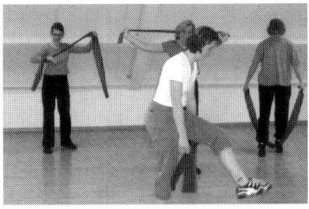

Warmlaufen mit dem Theraband

Hauptteil

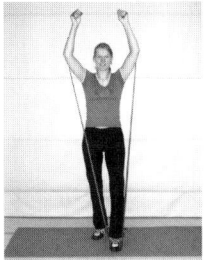

Ellbogenbeuger und -strecker, Trapezmuskel

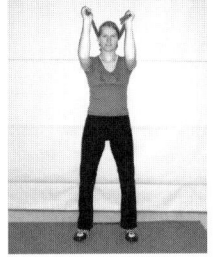

Brustmuskulatur

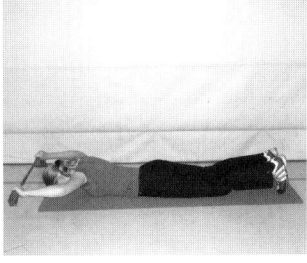

Rückenstrecker

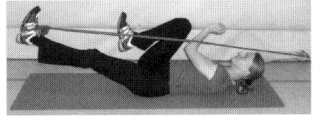

Gerade und schräge Bauchmuskulatur

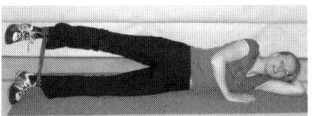

Adduktoren

Abschluss

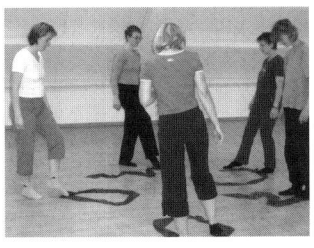

Therabänder legen

3.3 Funktionelle Gymnastik mit Alltagsmaterialien

3.3.1 Handtücher

Aufwärmung: Übungsformen in Partnerarbeit

Durchführung: Die Teilnehmer suchen sich einen Partner und erhalten jeweils zu zweit ein Handtuch. Gemeinsam bewegen sie sich dann auf verschiedene Arten durch die Halle, wobei sie jeweils mit mindestens einer Hand das Handtuch festhalten:
- Vorwärtslauf
- Rückwärtslauf
- Seitgalopp
- Hoppserlauf

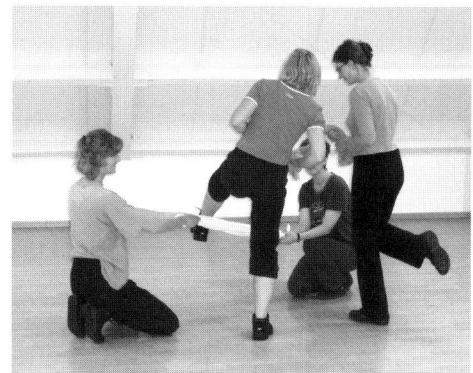

Variation: Beim anschließenden Weiterlaufen erhalten sie die Aufgabe, sich mit entgegenkommenden Pärchen weitere Übungen zu überlegen, die gemeinsam gelöst werden müssen. Nach Bedarf können dafür zusätzliche Handtücher zu Hilfe genommen werden:
- z.B. zu Zweit unter dem Handtuch der Partner hindurchkrabbeln oder -laufen
- über das Handtuch der Partner klettern
- zu Dritt wird ein kleiner Kreis gebildet (Handtücher zwischen jedem Teilnehmer, um den Kreis etwas zu vergrößern). Die Mitglieder des Kreises versuchen dann, den vierten Partner einzufangen.
-

Hauptteil: Kräftigung mit Handtüchern

Ganzkörperkräftigung
Durchführung: Die Teilnehmer stellen sich im Abstand von ca.1 m gegenüber auf und fassen das Handtuch mit beiden Händen an. Partnerin A greift das Handtuch innen mit nach oben zeigenden Handflächen. Partnerin B hält es außen mit nach unten zeigenden Handflächen fest. Die Ellenbogen beider Teilnehmerinnen liegen am Oberkörper an und der Winkel im Ellenbogengelenk sollte ca. 90° betragen. Nach gemeinsamer Absprache spannen die Partnerinnen die Muskulatur an, wobei A versucht, das Handtuch nach oben zu ziehen und B nach unten dagegenhält.
Hinweis: Das Handtuch soll bei dieser Übung nicht ständig auf- und abwärts bewegt werden. Vielmehr sollen die Teilnehmerinnen sich bemühen, ein gemeinsames Gleichgewicht ihrer Kräfte zu erreichen.

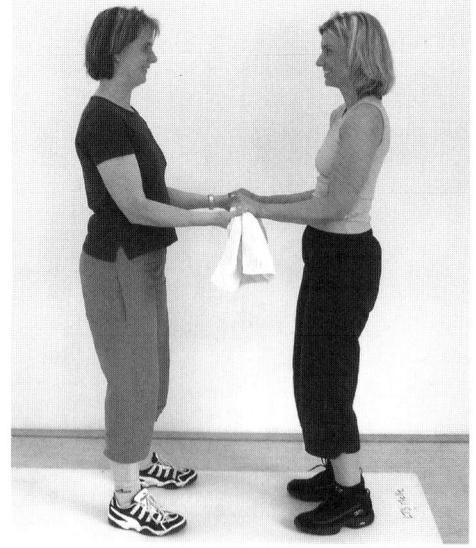

Kniestrecker

Durchführung: Die Partnerinnen legen ein Handtuch auf die Matte und stellen sich gegenüber darauf. Anschließend halten sie sich bei gestreckten Armen gegenseitig an den Händen fest und gehen langsam in die Knie.

Hinweis: Bei der Übung sollte auf eine gerade Rückenhaltung geachtet werden und darauf, dass der Winkel im Kniegelenk nicht weniger als 90° beträgt.

Variation: Die Übung kann sowohl statisch als auch dynamisch durchgeführt werden. Die Absprache über Dauer und Art der Übung kann den Teilnehmerinnen überlassen werden.

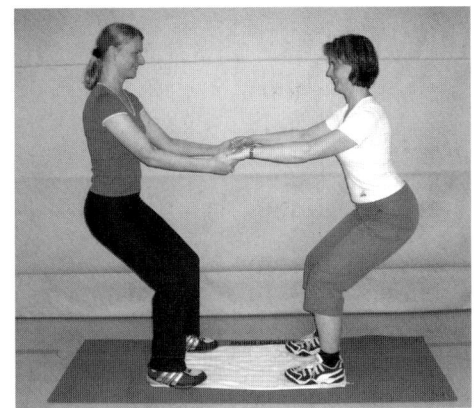

Ganzkörperkräftigung

Durchführung: Partner A begibt sich im Vierfüßlerstand auf das Handtuch und versucht, Spannung im gesamten Körper aufzubauen. Partner B bemüht sich, durch vorsichtiges Ziehen und Schieben von verschiedenen Seiten, ihn aus dem Gleichgewicht zu bringen. Steht ein Teilnehmer so fest, dass er sich mit dem Handtuch wegschieben lässt?

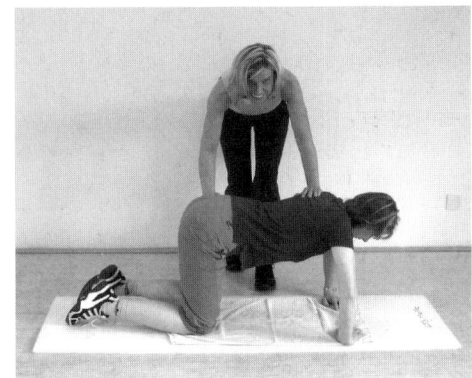

Rückenstrecker

Durchführung: Folgende Ausgangsposition ist für die Übungen zur Kräftigung der Rückenmuskulatur einzunehmen: Die Übenden befinden sich in Bauchlage (Gesichter einander zugewandt) auf der Matte. Die Fußspitzen werden aufgestellt, die Knie leicht in die Matte gedrückt und der Bauch angespannt. Die Arme liegen in U-Halte neben dem Körper. Zu Beginn der Übung werden Kopf und Arme von der Matte abgehoben und folgende Aufgabe erfüllt:

Das Handtuch wird mit beiden Händen festgehalten und vom Kopf beginnend vor- und zurückgeschoben. Dabei wird das Handtuch bei gestreckten Armen jeweils dem Partner übergeben.

Hinweis: Es muss darauf geachtet werden, dass die Übenden den Oberkörper bei der Durchführung nicht zu weit von der Unterlage abheben und damit ins Hohlkreuz gelangen. Als Tipp kann der Übungsleiter die Teilnehmer darauf hinweisen, dass die Nase fast den Boden berühren soll.

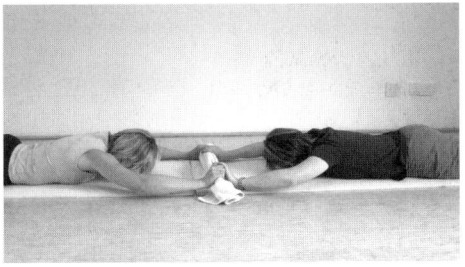

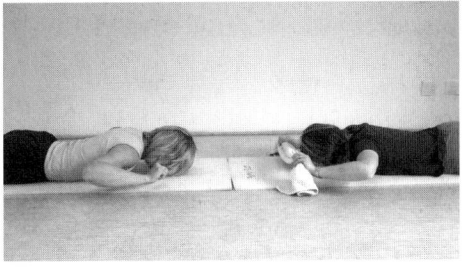

Funktionelle Gymnastik mit Alltagsmaterialien

Gerade Bauchmuskulatur
Durchführung: Die Teilnehmer befinden sich in Rückenlage auf der Matte. Ein Handtuch liegt (einmal der Länge nach gefaltet) unter der Lendenwirbelsäule. Dann werden die Beine zum Oberkörper herangezogen, der Rücken nach unten gedrückt und die Beine im Wechsel vor- und zurückgeschoben. Der Partner kontrolliert durch Zug am Handtuch, ob der Rücken beständig Richtung Boden gepresst wird, um eine Hohlkreuzhaltung und somit Belastung für die Wirbelsäule zu vermeiden.
Hinweis: Der Partner soll bei mangelndem Druck des Rückens gegen das Handtuch den weiteren Verlauf der Übung kontrollieren und weitere Hinweise geben (z.B. Beine nicht so weit nach vorn strecken; Übung langsamer durchführen).

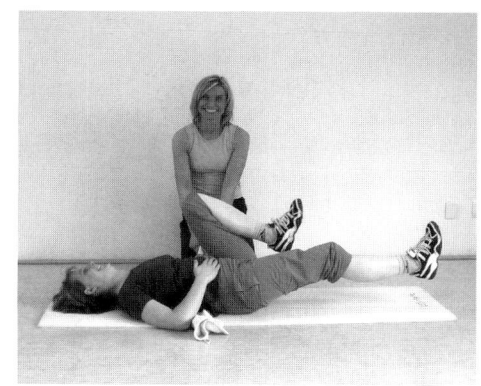

Abschluss: Dynamisches Dehnen

Durchführung: Die folgenden Dehnübungen erfolgen nach der Methode des dynamischen Dehnens.

Rückenstrecker und schräge Bauchmuskulatur
Durchführung: Die Teilnehmer begeben sich in eine bequeme Standposition, d.h. die Füße stehen etwa schulterbreit auseinander, die Knie sind leicht gebeugt und der Rücken ist gerade. Das Handtuch wird mit beiden Händen und leicht angewinkelten Armen über dem Kopf gehalten. Für die Dehnung wird der Oberkörper zur Seite geneigt. Die Dehnung erfolgt sowohl zur rechten als auch zur linken Seite.

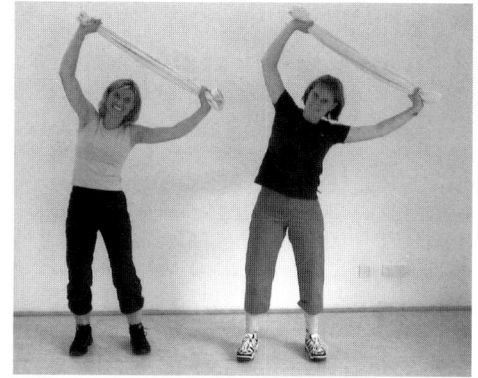

**Schräge Bauchmuskulatur
und seitliche Rumpfmuskulatur**
Durchführung: Die Teilnehmer halten in der oben beschriebenen Standposition das Handtuch mit leicht angewinkelten Armen vor dem Köper fest. Die Dehnung erfolgt über eine seitliche Drehung des Oberkörpers.

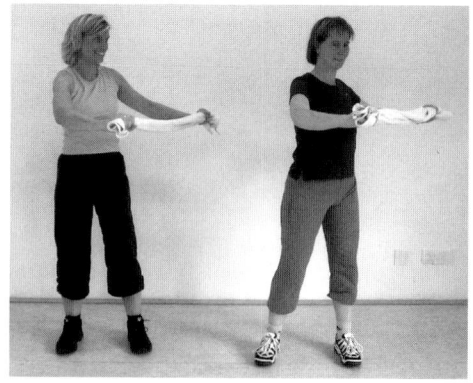

Handtücher

Kniestrecker
Durchführung: In der kontrollierten Standposition (d.h. Festhalten an Partnerin oder Wand) wird der Fuß mit Hilfe des Handtuches zum Gesäß gezogen.

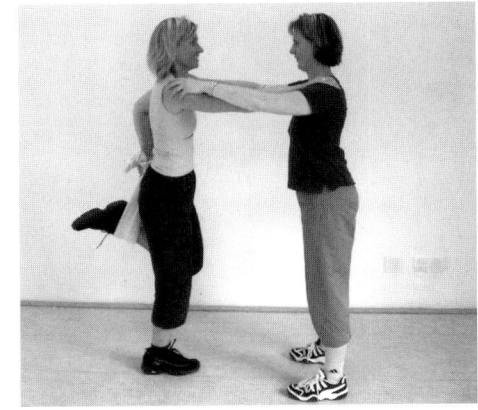

Kniebeuger
Durchführung: Das linke Bein wird nach vorn gestellt und die Belastung des Körpergewichtes komplett auf das rechte, leicht angewinkelte Bein gelegt. Dann wird der Oberkörper mit geradem Rücken nach vorn bewegt, bis der Zug im linken Bein spürbar wird. Das Handtuch dient als Hilfsmittel zur Richtungsweisung: Die Übende soll sich vorstellen, sie wolle das Handtuch möglichst weit vorn auf dem Boden ablegen, um die gerade Rückenhaltung zu unterstützen.

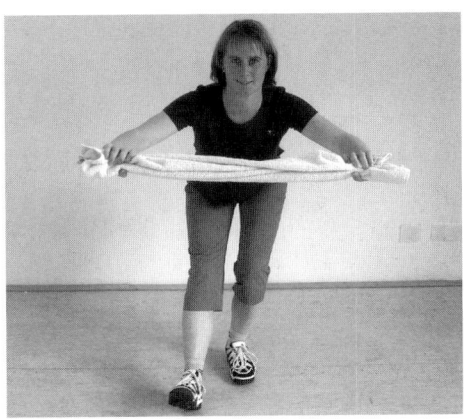

Funktionelle Gymnastik mit Alltagsmaterialien

Auf einen Blick

Aufwärmung

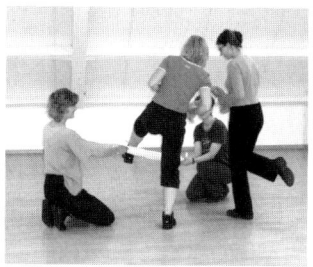

Übungsformen mit Handtüchern (zu zweit)

Hauptteil

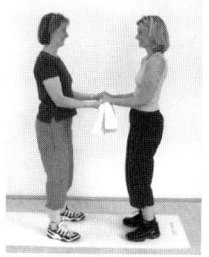 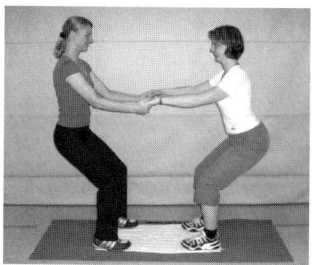 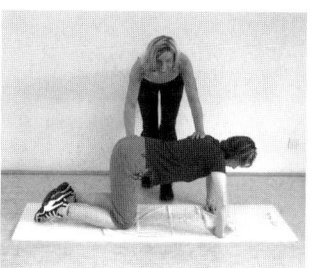

Ganzkörperkräftigung   Kniestrecker   Ganzkörperkräftigung

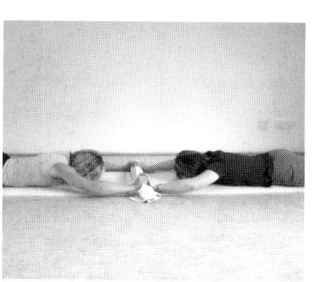 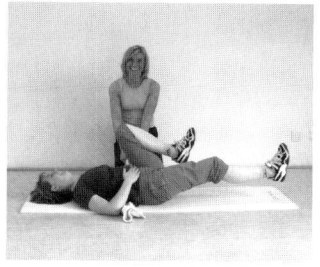

Rückenstrecker   Gerade Bauchmuskulatur

Abschluss: Dynamisches Dehnen

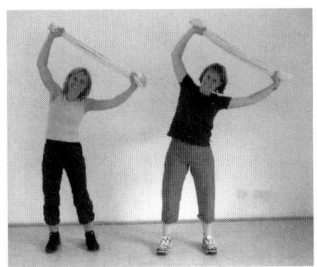

Rückenstrecker,
schräge Bauchmuskulatur

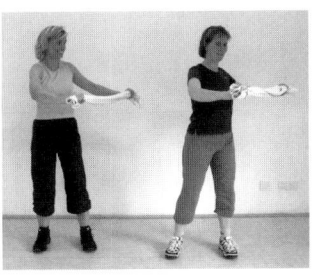

Schräge Bauchmuskulatur

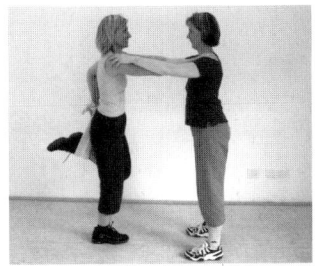

Kniestrecker

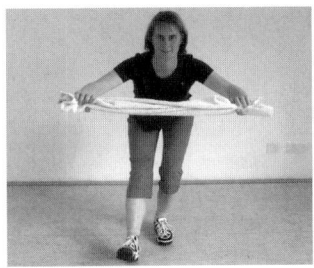

Kniebeuger

Funktionelle Gymnastik mit Alltagsmaterialien

3.3.2 PET-Flaschen

Aufwärmung: Kegeln mit Plastikflaschen

Durchführung: Je nach Gruppengröße werden mehrere Mannschaften mit 4-6 Teilnehmern gebildet. Im Abstand von ca. 10 m baut sich jedes Team eine Zielzone auf. Diese besteht aus: neun Flaschen (4 hinten, 3 mittig davor, zwei mittig in erster Reihe) und mehreren kleinen Kästen oder Kastenteilen, die die Kegelzone eingrenzen. Die Flaschen sollten etwa zu einem Drittel mit Wasser gefüllt werden, damit sie nicht zu leicht umfallen. Zwischen den Mannschaften werden Mattenbahnen ausgelegt, um die anderen nicht durch dazwischen rollende Bälle zu beeinträchtigen.

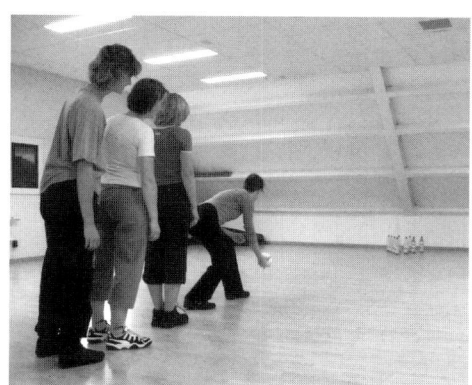

Jedes Team erhält nur drei Gymnastikbälle und muss versuchen, so schnell wie möglich eine bestimmte Punktzahl (z.B. 50) zu erreichen. Dabei erhält man für jeden umgeworfenen Kegel einen Punkt. Sobald man gekegelt hat, läuft man seinem Ball hinterher und holt diesen zurück. Nur ein Mitglied der Mannschaft wird ausgewählt, um am Zielpunkt stehen zu bleiben und die Kegel wieder aufzustellen.

Hinweis: Je dichter die Kegelzone mit kleinen Kästen oder Bänken abgetrennt wird, desto leichter fällt das Treffen der Flaschen.

Variation: Es wird gezählt, wie viele Kegel bei einem Wurf getroffen werden. Diese werden dann in einer Art Tannenbaumsystem abgestrichen. (1x die 9, 2x die 8, 3x die 7, 4x die 6, 5x die 5, 6x die 4, 7x die 3 und 8x die 2). Dabei können die Zahlen zum einen kreuz und quer durchgestrichen werden, zum anderen auch der Reihenfolge nach (erst die 9, dann die 8en usw., was wesentlich länger dauert).

50+: Um das Spiel zu verlangsamen, können mehr Gymnastikbälle freigegeben werden. Außerdem kann der Übungsleiter die Laufgeschwindigkeit verringern, indem er vorgibt, dass nur gewalkt werden darf.

Hauptteil: Kräftigen – Schwerpunkt obere Extremität

Die nachstehenden Kräftigungsübungen können sowohl dynamisch als auch statisch durchgeführt werden. Da die Flaschen bei den meisten Übungen als Ersatz für kleine Gewichte Verwendung finden und dementsprechend festgehalten werden müssen, werden überwiegend die Muskeln der oberen Extremität trainiert. Sofern es nicht anders beschrieben, benötigt jeder Teilnehmer zwei Flaschen pro Übung.

Ellbogenbeuger

Durchführung: Im aufrechten Stand werden die Ellbogen mit nach oben zeigenden Handflächen leicht an den Bauch gedrückt und damit fixiert. Anschließend werden beide Unterarme gleichzeitig angebeugt.

Hinweis: In der Anfangsposition sollten die Arme nicht vollkommen gestreckt und in der Endposition nicht ganz bis zum Oberarm herangezogen werden.

Variation: Die Arme können auch einzeln trainiert werden, um sich besser auf den Ablauf konzentrieren zu können. Dies bietet sich an, wenn die Teilnehmer Schwierigkeiten haben, nur die Unterarme anzuwinkeln und bei der Übung den ganzen Arm bewegen.

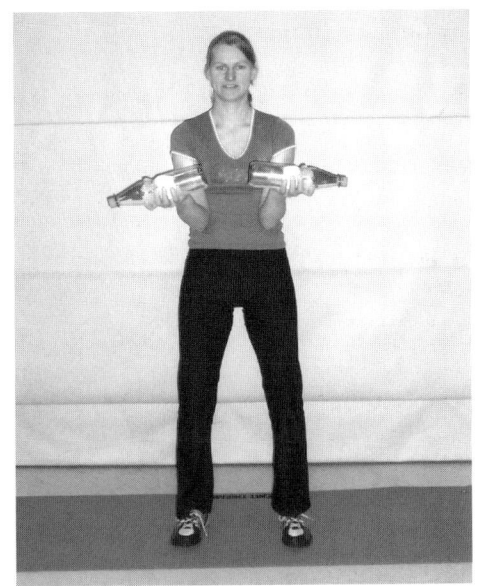

Ellbogenstrecker

Durchführung: Die Übung kann sowohl im Stehen als auch im Sitzen durchgeführt werden. Der rechte Arm wird hinter dem Kopf angebeugt, der linke Arm wird nach oben gestreckt. Nun werden die Arme im Wechsel nach oben gestreckt und wieder angewinkelt.

Hinweis: Zur Kräftigung des Armstreckers sollte der Unterarm nach oben gestreckt werden, ohne den Oberarm zu bewegen.

Variation: Die Übung kann auch erst mit einem Arm und im Anschluss daran mit dem anderen Arm durchgeführt werden.

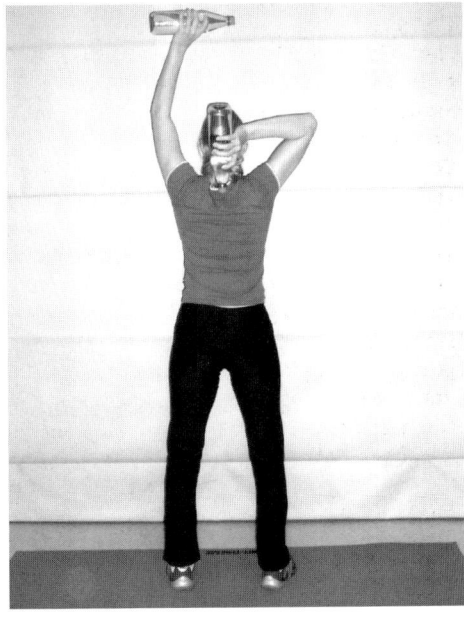

Funktionelle Gymnastik mit Alltagsmaterialien

Deltamuskel, Trapezmuskel
Durchführung: Die Arme werden zunächst angewinkelt an den Körper gelegt. Anschließend werden die Ellbogen bis in Schulterhöhe nach oben bewegt. Der 90°-Winkel im Ellbogengelenk wird beibehalten.
Hinweis: Vor Beginn der Übung sollte der Bewegungsablauf mehrere Male ohne Flaschen ausprobiert werden.

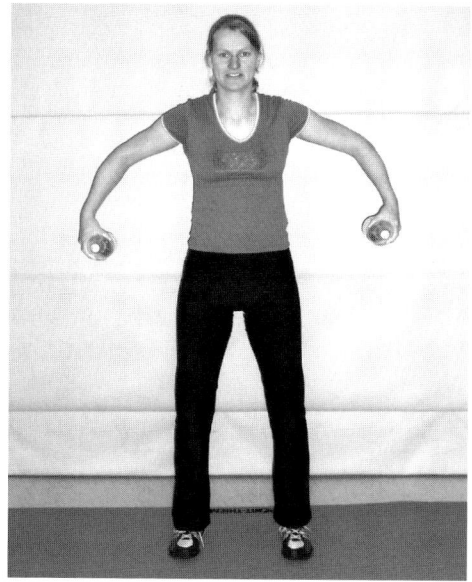

Rückenstrecker, Ellbogenstrecker
Durchführung: Ein Teilnehmer sitzt auf einem kleinen Hocker oder Stuhl. Die Flaschen werden vorn mit beiden Händen festgehalten (etwa 90°-Winkel im Ellbogengelenk). Dann streckt der Übende die Arme nach hinten.
Hinweis: Im Verlauf der gesamten Übung sollen die Ellbogen nach hinten zeigen. Sollten keine Hocker vorhanden sein, können auch kleine Kästen verwendet werden. Allerdings müssen sich die Teilnehmer dann auf die schmalere Seite setzen, um die Arme seitlich vorbeiziehen zu können.

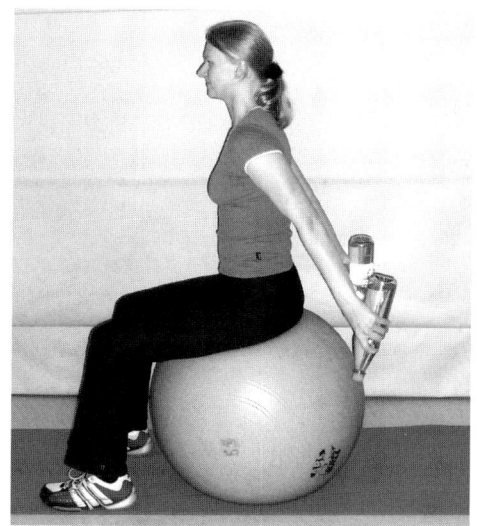

PET-Flaschen

Kniestrecker
Durchführung: Pro Teilnehmer wird eine Plastikflasche benötigt, die vor ihm auf den Boden gelegt wird. Dann wird ein Bein langsam gebeugt und dabei die Flasche mit dem anderen Fuß nach vorn geschoben. Sobald das Standbein gestreckt wird, wird auch die Flasche wieder mit dem Fuß zum Körper herangezogen.
Hinweis: Die Teilnehmer sollen den Oberkörper bei dieser Übung aufrecht halten.
50+: Die Übung kann auch in Partnerarbeit durchgeführt werden, wobei sich die Übenden aneinander festhalten können. Dadurch wird es ihnen erleichtert, das Gleichgewicht zu halten.

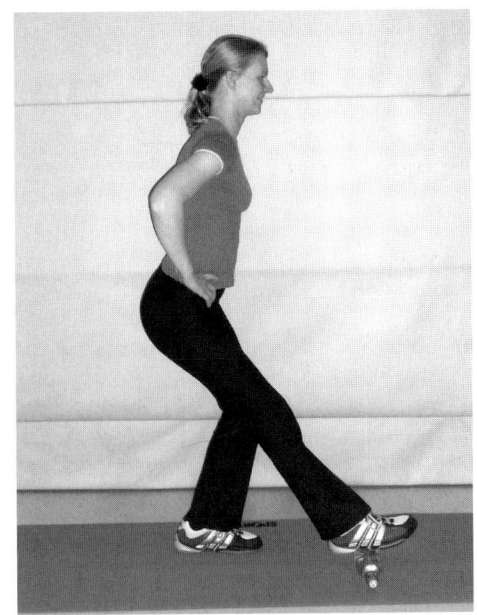

Wadenmuskulatur
Durchführung: Ähnlich wie bei der vorherigen Übung wird auch hier eine Flasche mit dem freien Bein bewegt, allerdings zur Seite und nicht vor- und zurück, während man sich auf dem Standbein nur auf den Zehenspitzen nach oben drückt.
Hinweis: Durch die Auflage des Spielbeines auf der Flasche wird die Übung erleichtert und ein Festhalten am Partner ist nicht zwingend erforderlich.

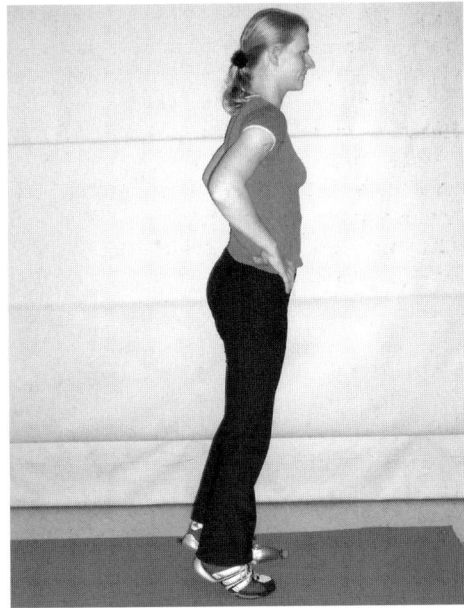

Funktionelle Gymnastik mit Alltagsmaterialien

Abschluss: Hindernisfangen

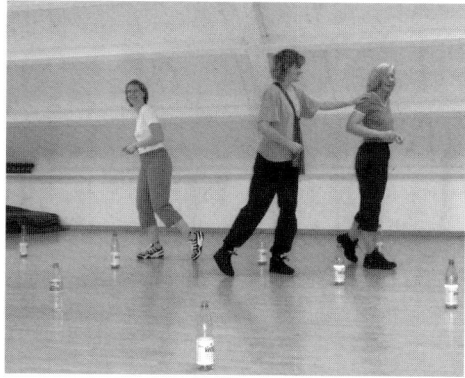

Durchführung: Je nach Gruppengröße wird ein Spielfeld abgesteckt, in dem nach Belieben Plastikflaschen aufgestellt werden. Dann werden 2-4 Fänger bestimmt und markiert, die versuchen sollen, das Feld so schnell wie möglich zu leeren. Wer getickt wurde, scheidet aus, ebenso wie jeder, der eine Flasche umwirft.
Hinweis: 1-2 Teilnehmer sollten als Flaschenaufsteller gekennzeichnet werden. Diese dürfen nicht getickt werden.
Variation: Um die Teilnehmer länger in Bewegung zu halten, sollten diejenigen, die ausgeschieden sind, eine Zusatzaufgabe erhalten (z.B. außen um das Feld laufen).
50+: Da dieses Spiel schnelle Bewegungen notwendig macht, sollte es bei Gruppen im Alter 50+ variiert werden, indem man vorgibt, dass nur gewalkt, nicht gelaufen werden darf. Ganz vermeiden lassen sich zügige Bewegungen allerdings nicht.

PET-Flaschen

Auf einen Blick

Aufwärmung

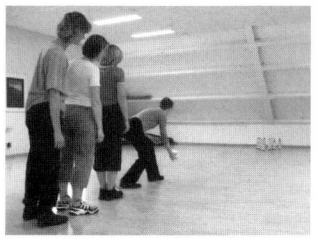

Kegeln mit PET-Flaschen

Hauptteil

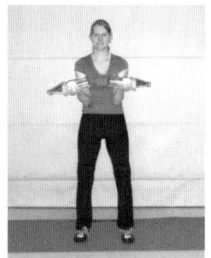

Ellbogenbeuger

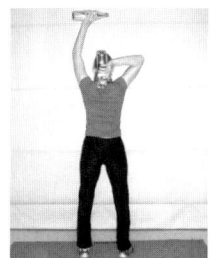

Ellbogenstrecker

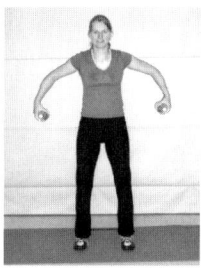

Deltamuskel, Trapezmuskel

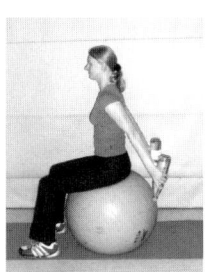

Rückenstrecker, Ellbogenstrecker

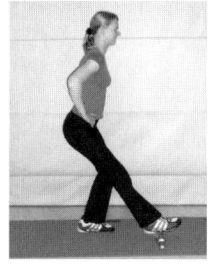

Kniestrecker

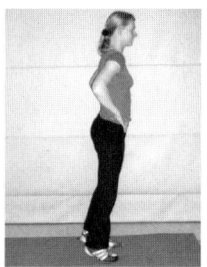

Wadenmuskulatur

Abschluss

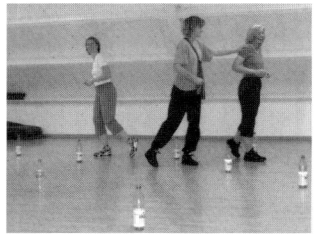

Hindernisfangen

Funktionelle Gymnastik mit Alltagsmaterialien

3.3.3 Zeitungen

Aufwärmung:

Laufvariationen mit Zeitungen
Durchführung: Jeder Teilnehmer erhält eine Zeitung und bewegt sich damit durch die Halle. Folgende Bewegungsformen sind denkbar:
- Die Zeitung wird vor der Brust festgehalten: Wie schnell muss man gehen oder laufen, damit die Zeitung am Körper bleibt, ohne dass sie gehalten werden muss?
- An zwei Enden wird die Zeitung über dem Kopf festgehalten. Wie schnell muss man gehen, damit sie waagerecht in der Luft liegt, aber nicht zerreißt?
- Die Zeitungen werden in der Halle verteilt. Dann bewegen sich die Teilnehmer zur Musik um die Zeitungen herum. Sobald die Musik stoppt, müssen sich die Teilnehmer je nach Vorgabe des Übungsleiters allein, zu zweit, zu dritt usw. auf den Zeitungen sammeln. Der Hallenboden darf dabei nicht berührt werden.

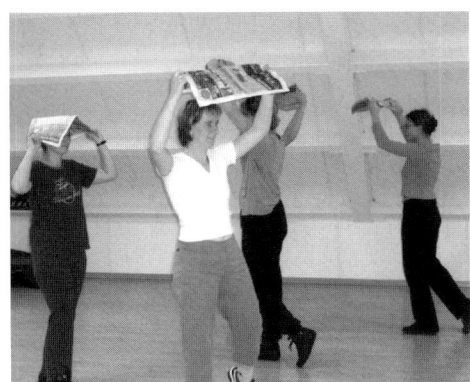

Spielvariationen mit Zeitungen und Luftballons
Durchführung: Jeder Mitspieler erhält zusätzlich zu seiner Zeitung noch einen Luftballon. Dieser soll mit Hilfe der zusammengerollten Zeitung auf verschiedene Arten in der Luft gehalten werden:
- Die Zeitung wird mit der rechten und linken Hand festgehalten.
- Es muss auf einem Bein gehüpft werden.
- Mit der Zeitung wird eine Elefantennase nachgeahmt (mit den Fingern der linken Hand an die Nase fassen und den rechten Arm mit der Zeitungsrolle hindurchführen). Anschließend soll damit der Ballon in der Luft gehalten werden.

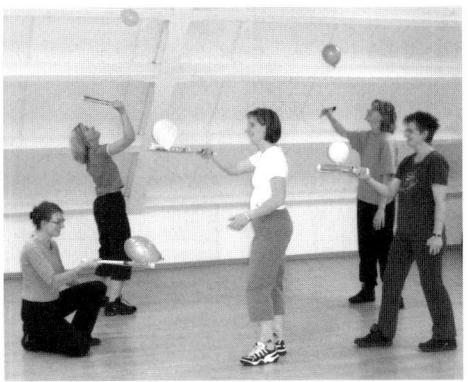

Variation: Die Übungen können auch in Staffelform absolviert werden. Dazu muss der Ballon dann beispielsweise in einen kleinen Kasten transportiert werden.

Hauptteil: Kräftigen mit Zeitungen

Kniestrecker
Durchführung: Aus der aufrechten Standposition gehen die Teilnehmer langsam in die Knie und richten sich wieder auf. Dabei halten sie in jeder Hand eine Zeitungsrolle und führen die angewinkelten Arme vor dem Körper zusammen (Butterfly-Bewegung).
Hinweis: Die Füße sollten mehr als schulterbreit auseinander stehen. Der Winkel im Kniegelenk darf beim Beugen die 90° nicht unterschreiten. Außerdem muss der Rücken gerade gehalten werden. Die Zusatzbewegung der Arme dient weniger der Kräftigung als vielmehr einer koordinativen Zielsetzung.
Variation: Die Übung kann auch als Partnerübung mit nur einer Zeitung durchgeführt werden. Die Arme werden dann nach vorn gestreckt und die Zeitung wird an den Partner übergeben.

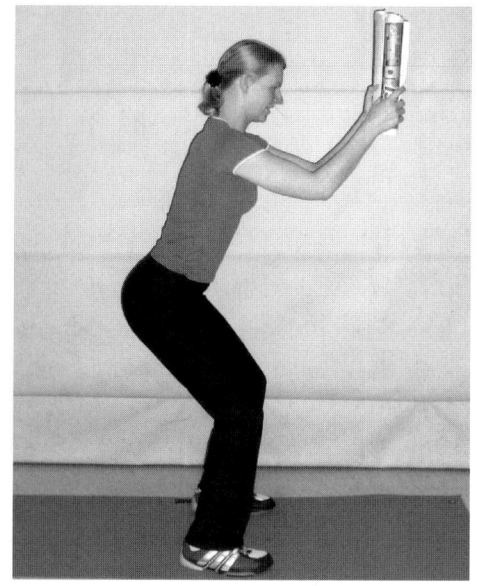

Trapezmuskel, Rautenmuskel, Ellbogenbeuger, Ellbogenstrecker
Durchführung: Die Teilnehmer befinden sich in der aufrechten Standposition und halten in jeder Hand eine Zeitungsrolle. Dann werden beide Arme bis in Schulterhöhe gestreckt abgehoben und die Unterarme anschließend angewinkelt und wieder gestreckt.
Hinweis: Im Verlauf der Übung ist darauf zu achten, dass die Oberarme nicht absinken.

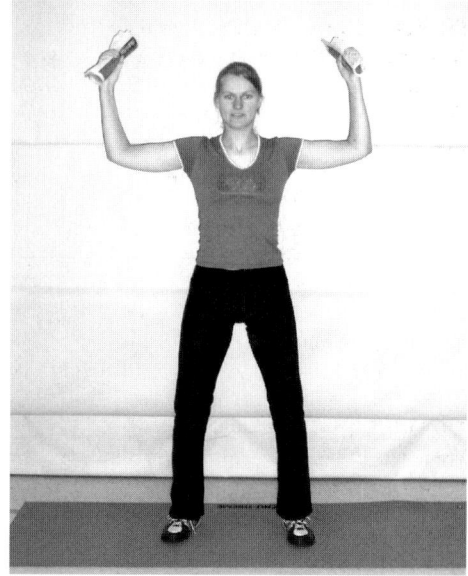

Funktionelle Gymnastik mit Alltagsmaterialien

Ganzkörperkräftigung

Durchführung: Die Teilnehmer setzen sich auf die Matte, stellen die Beine an und ziehen die Fußspitzen hoch. In den Händen halten sie eine Zeitungsrolle. Dann lehnen sie den Oberkörper leicht zurück, bis sie die Spannung (besonders im Rumpf) spüren.
Hinweis: Die Fersen sollten dabei in den Boden gedrückt werden, um eher die Bauchmuskulatur anzusprechen. Außerdem sollten die Teilnehmer darauf hingewiesen werden, dass die Schultern Richtung Boden und das Brustbein zur Decke bewegt werden sollen.
Variation: Erschwert wird die Ausführung durch das wechselseitige Strecken der Beine.

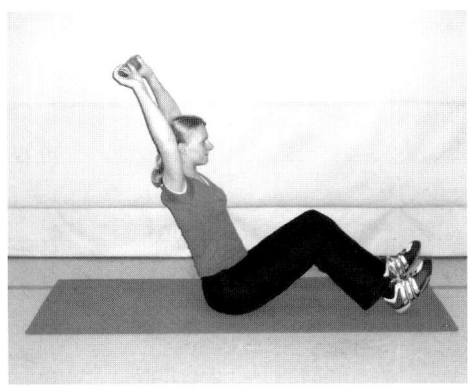

Rückenstrecker (in Partnerarbeit)

Durchführung: Die Partner liegen sich in Bauchlage gegenüber. Aus der Bauchlage werden Kopf, Arme und Schultern leicht angehoben. Nach gemeinsamer Absprache werden die Arme nach vorn gestreckt und dabei eine Zeitungsrolle von einem Partner zum anderen übergeben.
Hinweis: Der Kopf darf nicht zu hoch gehoben werden sondern muss in Verlängerung der Wirbelsäule bleiben.
Variation: Die Partner können sich nebeneinander legen und die Zeitungsrolle durch eine leichte Seitwärtsneigung des Oberkörpers weitergeben. Um beide Seiten gleichmäßig zu belasten, muss ein Seitenwechsel erfolgen. Die Übung kann natürlich auch in Einzelarbeit absolviert werden.

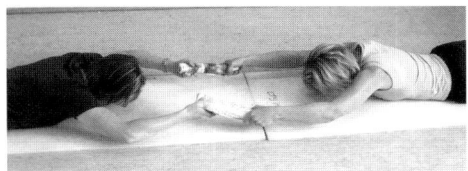

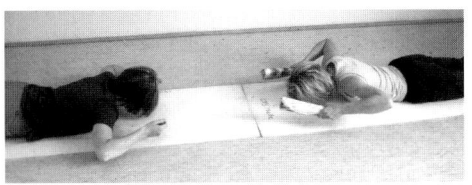

Ganzkörperkräftigung mit Partnerhilfe

Durchführung: Die Partner befinden sich im Vierfüßlerstand. Die Gesichter sind einander zugewandt. Partner A hält in der rechten Hand eine Zeitungsrolle. Durch Strecken des rechten Armes (und gleichzeitige Streckung des linken Beines) übergibt er die Zeitungsrolle an seinen Partner, bevor er Arm und Bein unter dem Körper zusammenführt. Partner B absolviert die Übung gegengleich, d.h. er streckt den linken Arm und das rechte Bein, um die Rolle entgegennehmen zu können.
Variation: Indem das Bein gestreckt bleibt und nur der Arm herangezogen wird, kann die Intensität gesteigert werden.

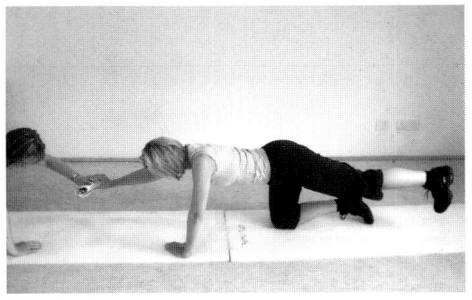

Abschluss: Atemübungen mit Zeitungen als Hilfsmittel

Durchführung: Jeder Teilnehmer sucht sich eine bequeme Position auf seiner Matte und legt sich ein Zeitungsblatt auf den Oberkörper. Mit Hilfe einiger Anweisungen des Übungsleiters soll die Atmung damit verfolgt werden.
Hinweis: Mögliche Anweisungen könnten lauten:
- Konzentriere Dich auf Deine Atmung. Wie von selbst fließt der Atem in Dich hinein und wieder hinaus. Bewegt sich die Zeitung dabei?
- Versuche die Zeitung an unterschiedlichen Stellen mal mehr mal weniger flattern zu lassen. Probiere es zunächst am Bauch. Schaffst Du es auch in Brusthöhe sie zu bewegen?
- Achte während der Atmung auf Deine Wirbelsäule. Ändert sich der Kontakt zum Boden?

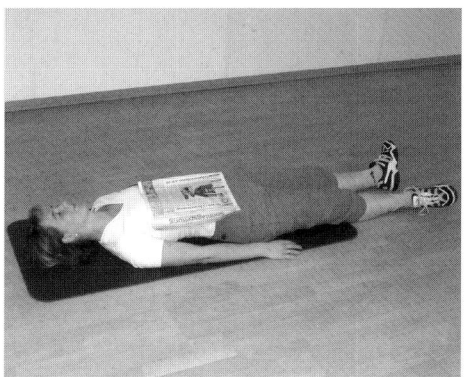

Funktionelle Gymnastik mit Alltagsmaterialien

Auf einen Blick

Aufwärmung

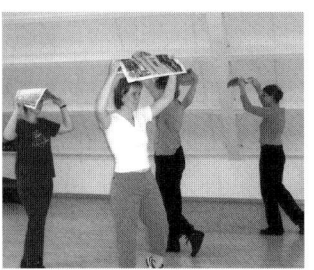

Laufvariationen mit Zeitungen

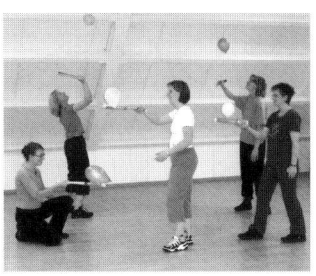

Spielvariationen mit Zeitungen und Luftballons

Hauptteil

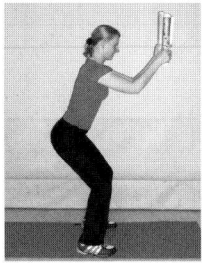

Kniestrecker

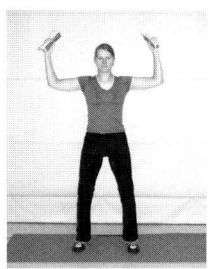

Trapez-, Rautenmuskel
Ellbogenstrecker, -beuger

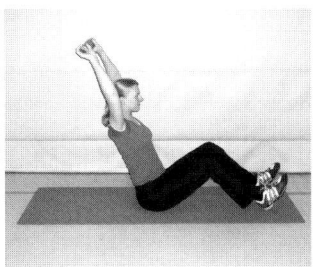

Ganzkörperkräftigung

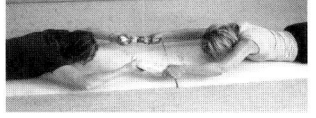

Rückenstrecker

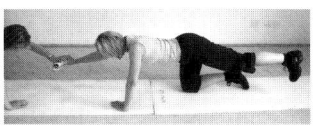

Ganzkörperkräftigung

Abschluss:

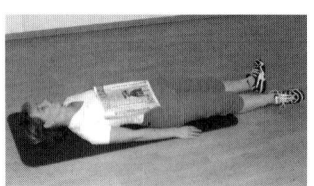

Atemübungen mit Zeitungen

3.3.4 Steine

Aufwärmung: Steingeschichten

Durchführung: Jeder Teilnehmer erhält einen Stein und überlegt sich zu diesem eine kurze Geschichte, die ihn auf irgendeine Weise mit dem Stein verbindet.
Ein Beispiel: Meinen Stein habe ich bei meinem letzten Urlaub von der Ostsee mitgenommen. Dort habe ich ihn am Strand gefunden.
Zur Musik laufen alle Teilnehmer durch die Halle. Sobald die Musik gestoppt wird, treffen sich zwei Teilnehmer und tauschen ihre Steine und Geschichten aus. Sie merken sich den ersten Partner als Nr. 1, den zweiten Partner als Nr. 2 und so weiter. Das Spiel wird fortgesetzt, bis jeder Teilnehmer mindestens drei Partner hatte. Bei erneutem Musik-Stopp gibt der Übungsleiter dann einen Partner vor (1, 2 oder 3), der wieder gefunden werden muss. Außerdem sollen die Teilnehmer versuchen, sich an die Geschichte des Mitspielers zu erinnern und ihm den Stein zurückgeben.

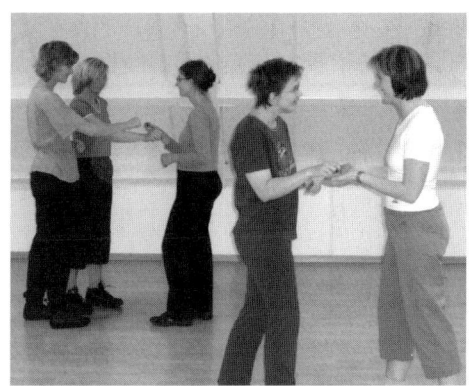

Hinweis: Da dieses Spiel der Aufwärmung dienen soll, ist es ratsam, die Teilnehmer mehrfach darauf hinzuweisen, dass man sich auch während des Austausches von Stein und Geschichte bewegen sollte.
Variation: Zum Kennenlernen kann das Spiel genutzt werden, wenn die Teilnehmer sich neben Stein und Geschichte auch die Namen der Mitspieler merken müssen.

Hauptteil: Kräftigen mit Kieselsteinen

Kniebeuger und Rückenstrecker (unterer Anteil)
Durchführung: Aus der Rückenlage stellen die Teilnehmer die Beine an und heben ihr Gesäß vom Boden ab, bis vom Knie bis zu den Schultern etwa eine gerade Linie entsteht. Dann legen sie den Stein auf ihren Bauch und bewegen das Gesäß auf und ab, ohne dass der Stein herunter fällt.

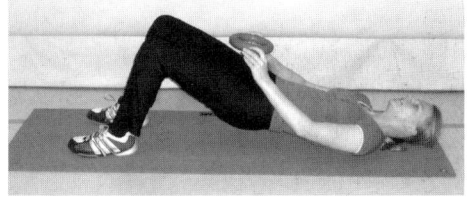

Hinweis: Die Arme sollten mit nach oben geöffneten Handflächen neben dem Körper liegen.
Variation: Der Stein kann um das Becken herumgeführt werden: Sobald das Gesäß angehoben wird, wird der Stein unter diesem in die andere Hand gereicht. Beim Absenken des Beckens kann er über dem Bauch ausgetauscht werden. Erschwert wird die Übung, wenn zusätzlich noch ein Bein vom Boden gelöst wird.

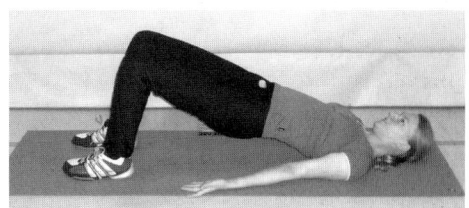

Funktionelle Gymnastik mit Alltagsmaterialien

Kniestrecker

Durchführung: Die Teilnehmer setzen sich auf die Matte und stützen sich hinter dem Rücken mit den Händen ab. Die Beine sind angestellt und der Stein wird locker zwischen die Knie geklemmt. Dann strecken sie den Unterschenkel des einen Beines nach oben und winkeln ihn wieder an.

Hinweis: Der Stein kann als Unterstützung dienen, um den Teilnehmern bewusst zu machen, dass sie nur den Unterschenkel und nicht das ganze Bein bewegen sollen. Da durch das Festhalten des Steines allerdings die Knie sehr eng zusammengeführt werden müssen, ist es ratsam, das Spielbein gerade zu halten und nur das Standbein leicht schräg zu diesem hinüberzuneigen, um keine unfunktionelle Belastung auszuüben.

50+: Die Übung kann erleichtert werden, indem sich die Teilnehmer dabei auf den Rücken legen.

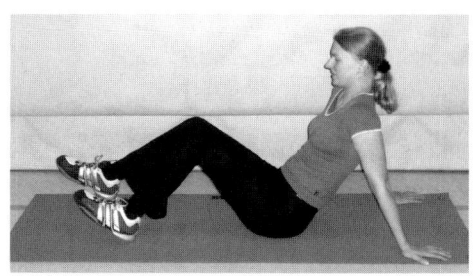

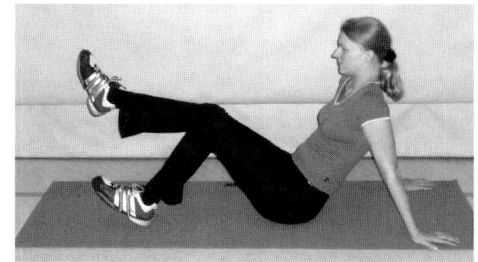

Ganzkörperkräftigung

Durchführung: Aus dem Vierfüßlerstand strecken die Teilnehmer einen Arm nach vorn. Das entgegengesetzte Bein wird nach hinten gestreckt. Anschließend werden Arm und Bein wieder zum Körper herangezogen. Dabei sollen sie den Stein auf der Handfläche balancieren, ohne ihn fallen zu lassen.

Variation: Der Stein kann auch auf den Handrücken oder den Rücken gelegt werden. Da er dort allerdings ab und zu herunterfällt, ist es sinnvoll, die Übung mit Hilfe eines Partners durchzuführen, damit die Übung nicht laufend unterbrochen werden muss.

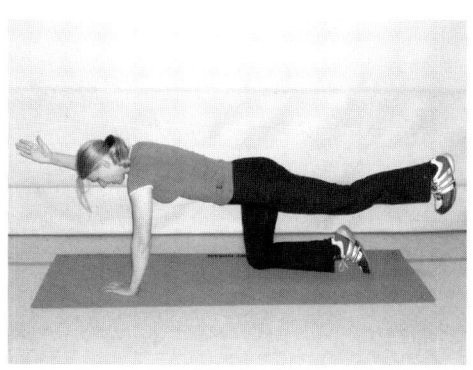

Rückenstrecker

Durchführung: Aus der Bauchlage werden Kopf, Arme und Schultern leicht angehoben und der Stein vor dem Kopf und hinter dem Rücken von einer Hand in die andere übergeben.

Hinweis: Der Kopf darf nicht zu hoch gehoben werden, sondern muss in Verlängerung der Wirbelsäule bleiben.

Variation: Wenn sich zwei Teilnehmer gegenüberlegen (Köpfe einander zugewandt), kann der Stein durch das Strecken der Arme an den Partner überreicht werden. Während ein Partner den Stein hinter dem Rücken entlangführt, kann der andere hinter dem Rücken in die Hände klatschen.

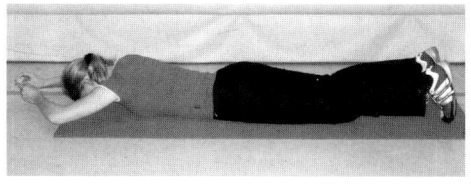

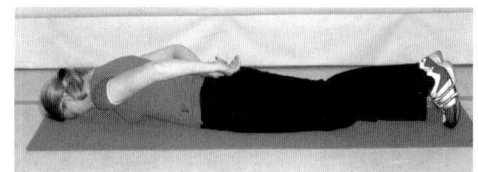

Ganzkörperkräftigung mit Partnerhilfe
Durchführung: Aus dem Unterarmstütz heben die Teilnehmer ein Bein angewinkelt ab und bewegen den Fuß in Richtung Hallendecke und wieder Richtung Boden.
Hinweis: Der Stein befindet sich während der Durchführung auf der Fußsohle. Der Partner unterstützt die Durchführung, indem er den Stein zurücklegt, sobald dieser herunterfällt.
Variation: Erleichtert wird die Übung, indem der Stein auf der Rückseite des Oberschenkels abgelegt wird. Eine langsame Bewegungsausführung ist dadurch ebenfalls gewährleistet.

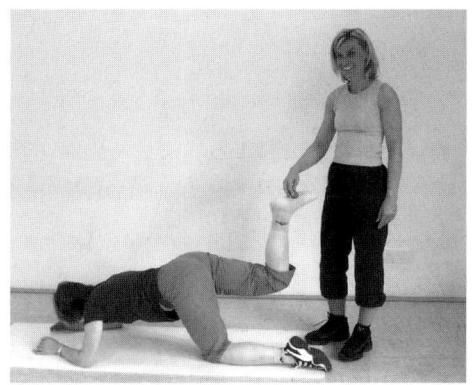

Abschluss: Die Reise des Steins (Entspannung)

Durchführung: Jeder Teilnehmer sucht sich eine bequeme Position auf seiner Matte. Anschließend trägt der Übungsleiter folgende Entspannungsgeschichte vor:

Legt Euch auf den Rücken und sucht Euch eine bequeme Position. Ihr könnt die Beine anstellen oder strecken. Wer möchte, legt sich noch etwas unter den Kopf oder deckt sich zu.
Den Stein nehmt Ihr in Eure Hände, die entspannt auf Eurem Bauch aufliegen. Schließt nun Eure Augen und wandert mit Euren Gedanken zu dem Stein. Versucht alles hinter Euch zu lassen, was Euch sonst noch durch den Kopf geht. Denkt nur noch an den Stein zwischen Euren Fingern. Wie fühlt er sich an? Ist er eher klein oder groß? Glatt oder uneben? Ist es angenehm, ihn zu ertasten?

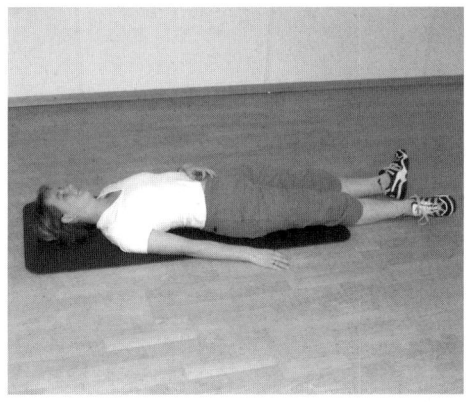

Stelle Dir nun vor, welche Geschichte Dein Stein haben könnte, woher er kommt. Vielleicht hat er lange Zeit auf dem Meeresgrund verbracht und wurde vom Meer umspült. Mal sanft und ruhig, mal wild und aufgebracht. Andere Steine lagen dort vielleicht um ihn herum, die ihn festhielten. So wurde er nicht mit fortgespült. Erst viel später, als das Meer die anderen Steine mit sich genommen hatte, löste sich auch Euer Stein vom Meeresboden. Das Wasser nahm ihn mit und spülte ihn an Land. Ganz langsam, ohne Hast, immer weiter in Richtung der Dünen. Dort spürte er den Regen und den Wind. Aber auch die wärmenden Sonnenstrahlen. Spaziergänger gehen an ihm vorbei. Vielleicht treten sie sogar auf ihn, ohne groß darauf zu achten. Kleine Kinderhände finden und betasten ihn. Und vielleicht wird er irgendwann wieder ins Meer geworfen und seine Geschichte beginnt von neuem.
Kommt mit Euren Gedanken nun langsam zurück und bereitet Euch darauf vor, die Entspannung zu beenden. Beginnt damit, Euch zu recken und zu strecken. Reibt Euch die Augen, öffnet sie und seht Euch um. Richtet Euch dann langsam wieder auf und seid zurück!

Hinweis: Der eigene Stein kann dabei auf dem Bauch abgelegt oder in den Händen gehalten werden.
Variation: In Partnerarbeit kann die Entspannung ergänzt werden, indem sich ein Teilnehmer auf den Bauch legt und den Stein in den Händen hält. Sein Partner verfolgt mit den Händen die Geschichte auf dessen Rücken nach (z.B. Meeresbewegungen durch wellenartiges Hinüberrollen der Handrücken; Sonnenstrahlen durch Ausstreichen usw.).

Funktionelle Gymnastik mit Alltagsmaterialien

Auf einen Blick

Aufwärmung

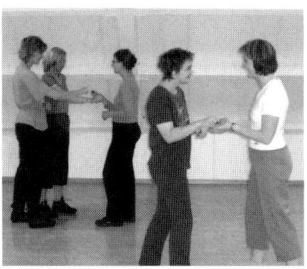

Steingeschichten

Hauptteil

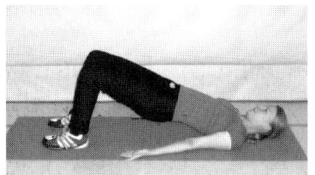

Kniebeuger, Rückenstrecker

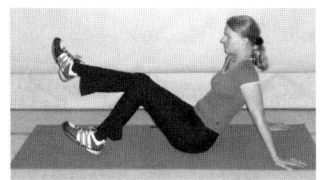

Kniestrecker

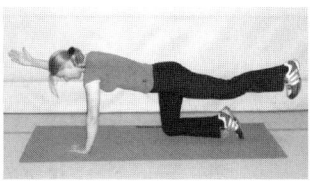

Ganzkörperkräftigung

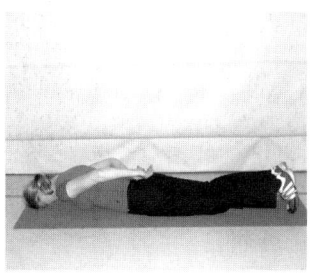

Rückenstrecker

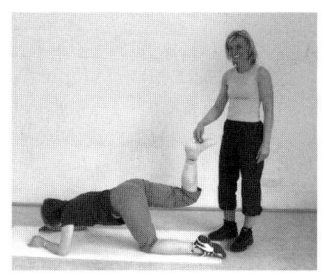

Ganzkörperkräftigung

Abschluss: Entspannung

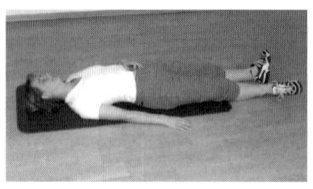

Die Reise des Steins

3.4 Übungseinheiten zu bestimmten Themen

3.4.1 Für Kinder im Grundschulalter

Aufwärmung: Kastenteilspiele

Linienlauf
Durchführung: Es werden Dreiergruppen gebildet, die sich hintereinander in ein Kastenteil stellen. Sie bilden somit einen Eisenbahnwaggon. Auf verschiedene Arten sollen sie dann auf den Linien der Halle entlanglaufen:
- Vorwärts/ rückwärts
- Beine breit auseinander
- Beine anziehen
- Füße nach außen und dann wieder nach innen setzen
- ...

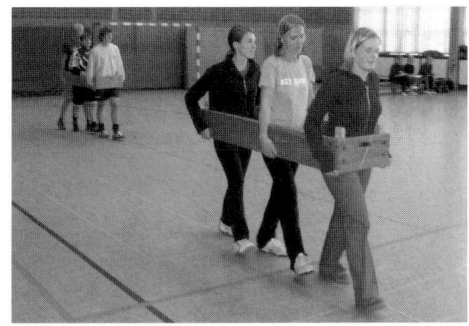

Lokomotivspiel
Durchführung: Jeweils zwei bis drei Waggons laufen hintereinander her und bilden eine Eisenbahn. Ein freier Waggon „fährt" durch die Halle und versucht, sich irgendwo anzuhängen. Hat dies funktioniert, muss sich die führende Lokomotive vom Zug lösen und sich eine andere Bahn suchen.
Hinweis: Das Lummerland-Lied passt gut zu dieser Form der Aufwärmung.

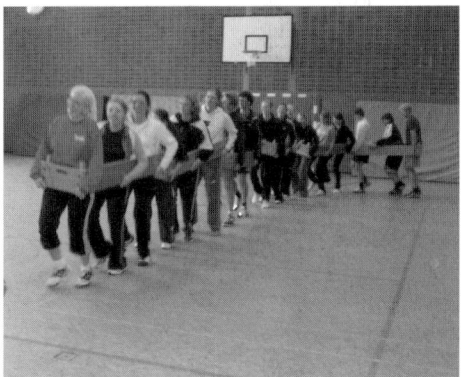

Übungseinheiten zu bestimmten Themen

Hauptteil: Schiebe- und Trage-Staffeln und andere Wettspiele

Mattenstaffel
Durchführung: Es werden Teams mit 6-8 Teilnehmern gebildet, die jeweils einen kleinen Kasten mit Bällen als Startpunkt und einen kleinen Kasten ohne Bälle als Zielpunkt haben. Nun soll eine beliebige Anzahl der Teilnehmer eine Matte fassen, darauf einen Ball legen und diesen auf die andere Seite transportieren, ohne diesen festzuhalten. Auf der anderen Seite angekommen, wird er ohne die Hilfe der Hände in den Kasten bugsiert und die Mitglieder laufen zum Startpunkt zurück, um den nächsten Ball zu holen.
Hinweis: Nach jedem Lauf müssen mindestens zwei Teilnehmer ausgetauscht werden. Wenn ein Ball herunterfällt, muss man erneut zurück zum Startpunkt.
Variation: Es gibt nur einen Ball, der auf der Matte bleiben muss. Die Matte muss auf verschiedene Arten um einen Zielpunkt gebracht werden und ohne Festhalten des Balles an die Nächsten übergeben werden. Hierbei dürfen nur zwei Teilnehmer die Matte halten.

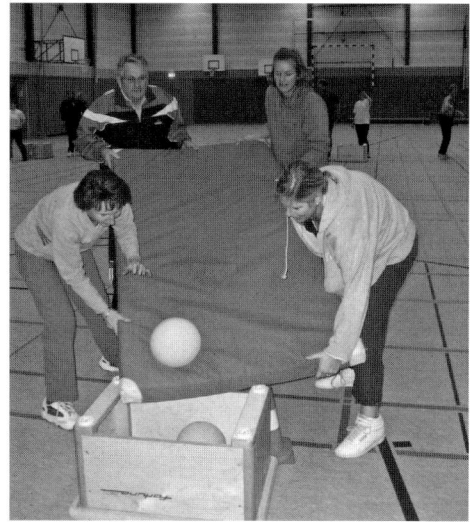

Mit Rollbrettern und kleinen Kästen
Durchführung: Es werden 3er- oder 4er-Mannschaften gebildet, die jeweils ein Rollbrett und einen kleinen Kasten erhalten, der umgedreht darauf gestellt wird. Dann setzt sich ein Gruppenmitglied in den Kasten, während ein Partner ihn um eine vorgegebene Zielmarkierung zurück zum Startpunkt rollt. Dort klettert der Sitzende aus dem Kasten, wird von dem „Schieber" abgelöst und das dritte Teammitglied bewegt ihn vorwärts.
Hinweis: Vorbeugend kann ein Mannschaftsmitglied beim Ein- und Aussteigen behilflich sein, um ein Umkippen des Kastens zu vermeiden. Vom Befestigen eines Seiles am Kasten oder Rollbrett sollte abgesehen werden, da durch das unkontrollierte Schwingen eine erhöhte Unfallgefahr gegeben ist.

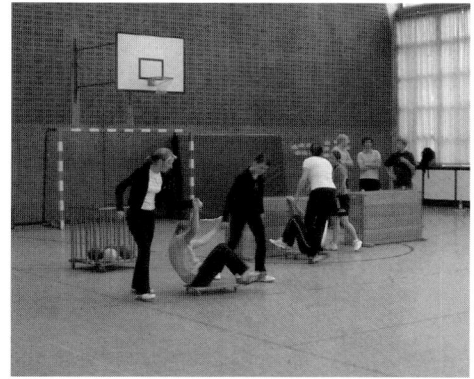

Variation: Nachdem die Staffel in dieser einfachen Form durchgeführt wurde, kann sie folgendermaßen variiert werden:
- Das Rollbrett muss im Slalom um Markierungen geschoben werden.
- Die Teilnehmer laufen rückwärts und ziehen den Partner hinter sich her.

Drei ist einer zuviel

Durchführung: Mit Ausnahme von zwei Teilnehmern legen sich alle in Kreisform auf den Boden, wobei sich immer zwei Kinder nebeneinander befinden. Die beiden anderen laufen um die Gruppe herum: Einer stellt den Fänger, der andere den Gejagten dar. Sobald sich der Gejagte neben eine Zweiergruppe auf den Boden legt, wird derjenige zum Fänger, der jetzt außen liegt. Um auch denjenigen eine Aufgabe zu geben, die nicht gerade Fänger sind oder weglaufen müssen, kann der Übungsleiter folgende Anweisungen geben: Solange ein Kind als Gejagter um den Kreis läuft, müssen die anderen eine bestimmte Position einnehmen (z.B. Bauchlage und dabei die Arme vom Boden abheben). Ändert sich der Fänger, dürfen alle eine Runde Pause machen. Wechseln die Umherlaufenden erneut, wird die o.g. Position wieder eingenommen.

Hinweis: Für dieses Spiel sollte ausreichend Zeit eingeplant werden, damit wirklich jeder an die Reihe kommt. Bei zu großen Gruppen bietet es sich an, diese zu teilen.

Variation: Schwieriger wird das Spiel, wenn auch das Durchlaufen des Kreises erlaubt wird.

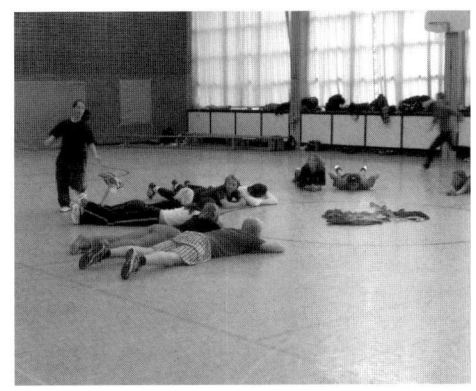

Verzaubern

Durchführung: Zwei bis vier Teilnehmer (je nach Gruppengröße) werden zu Zauberern bestimmt und erhalten die Aufgabe, so viele Mitspieler wie möglich zu verzaubern. Während des Abtickens können sie bestimmen, ob sie zu Stühlen, Bäumen oder Katzen werden. Folgende Positionen müssen dann von den Verzauberten eingenommen werden:

- Stuhl: Mit dem Rücken an eine Wand stellen und so weit herunterrutschen, dass man mit den Oberschenkeln eine Sitzfläche bildet.
- Baum: Das Gewicht wird auf ein Bein, das leicht angewinkelt ist, übertragen. Das Spielbein wird abgehoben und am Standbein abgestützt. Die Arme werden beide über den Kopf gestreckt.
- Katze: Die Teilnehmer nehmen den Vierfüßlerstand ein und strecken einen Arm und das entgegengesetzte Bein. Die Seiten werden gewechselt.

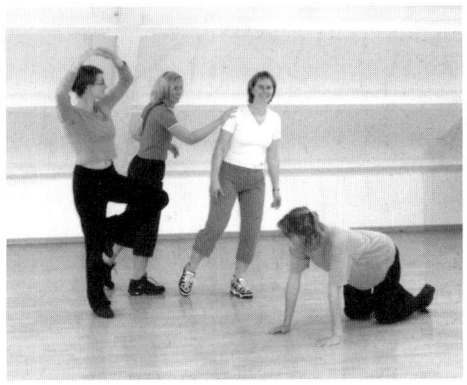

Freie Mitspieler können die Verzauberten befreien, wenn sie die Katze streicheln, sich auf den Stuhl setzen oder einmal um den Baum herumlaufen.

Hinweis: Wer seine Position nicht mehr halten kann, darf selbstverständlich kurze Pausen einlegen.

Variation: Veränderungen des Spieles ergeben sich über die Abwandlung der Positionen. Diese können nach Belieben und Fantasie erfolgen.

Übungseinheiten zu bestimmten Themen

Abschluss: Nächtliche Katzenwanderung

Durchführung: Eine Hälfte der Gruppe setzt sich mit geschlossenen Augen in einen Kreis. Die anderen Teilnehmer sind die Katzen und schleichen von einem zum anderen und „probieren" ihre Pfoten. Das heißt, dass sie auf verschiedene Arten über Rücken, Arme oder Beine der im Kreis Sitzenden streichen: Vorsichtig streichen, kräftiger massieren, mit den „Krallen" leicht kratzen....etc.
Hinweis: Nachdem die Katzen eine komplette Runde absolviert haben, wird gewechselt. Es sollte vorher darauf hingewiesen werden, dass niemandem wehgetan werden darf, sondern nur freundlich gemeinte Berührungen erlaubt sind.

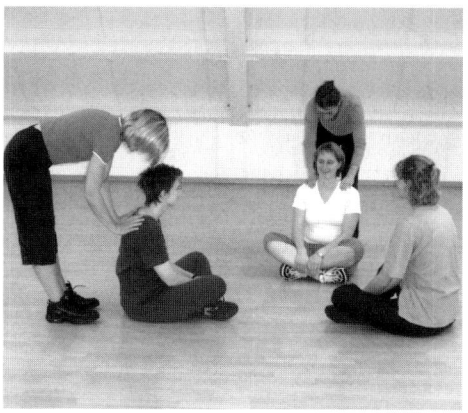

Für Kinder im Grundschulalter

Auf einen Blick

Aufwärmung: Kastenteilspiele

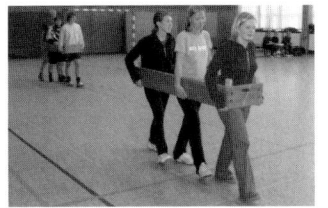

Linienlauf

Lokomotivspiel

Hauptteil:
Schiebe- und Tragestaffeln

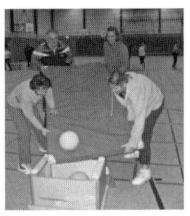
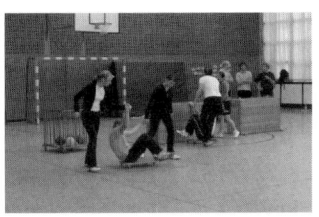

Mattenstaffel

Mit Rollbrettern und kleinen Kästen

Tickerspiele

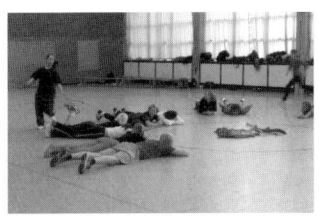
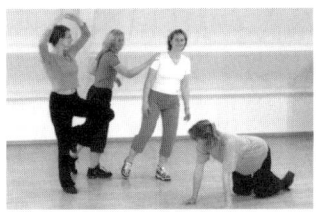

Drei ist einer zuviel

Verzaubern

Abschluss:

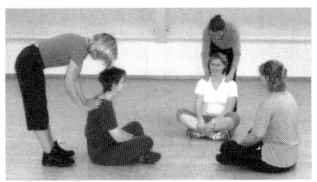

Nächtliche Katzenwanderung

3.4.2 Für Jugendliche

Aufwärmung: Zombieball

Durchführung: Je nach Gruppengröße wird mit Markierungskegeln ein Feld abgesteckt, in dem sich alle Teilnehmer befinden. Dann wird ein Ball ins Spiel gegeben, mit dem jeder jeden abwerfen kann. Wer abgeworfen wurde, geht aus dem Spielfeld heraus und passt auf, ob derjenige abgeworfen wird, der ihn selbst hinausbefördert hat. Ist dies geschehen, darf er wieder ins Feld hinein.
Regeln:
- Der Abwurf kann nur direkt, nicht über den Boden erfolgen.
- Wer den Ball fängt, darf im Spielfeld bleiben.

Variation:
- Auch die Außenstehenden dürfen sich am Abwerfen beteiligen.
- Wer drei Runden um das Spielfeld gelaufen ist, darf wieder mitspielen. Ein kleiner Hindernisparcours bringt Abwechslung in den Lauf.

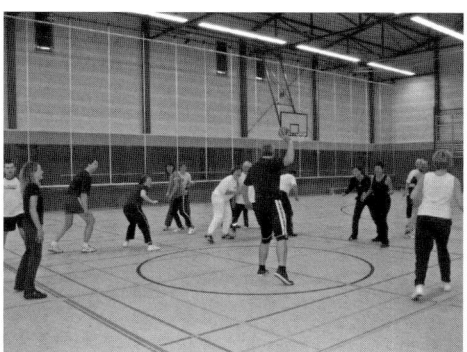

Hauptteil: Zirkeltraining

Um die Übungen für Jugendliche ansprechender zu gestalten, bietet sich – unter Berücksichtigung verschiedener Muskelgruppen - ein Zirkeltraining an. Die Übungen sollten so ausgesucht werden, dass die Wiederholungszahlen festgehalten werden können, um später Verbesserungen erkennen zu können.

Je nach Vermögen der Gruppe sollte die Dauer der Übungen ca. 20-30 Sekunden bei 3-5 Sätzen (bzw. Runden) betragen. Der Partner zählt und notiert die Wiederholungszahlen, bevor gewechselt wird. Folgende Zeiteinteilung ist für den Anfang zu empfehlen:
20 Sekunden Belastung (Partner 1), 60 Sekunden Pause (Zeit zum Notieren und Platzwechsel), 20 Sekunden Belastung (Partner 2), 60 Sekunden Pause (Notieren und Stationswechsel)

Später kann die Dauer der Belastung erhöht und die Zeit der Pause gesenkt werden.

Die folgenden Übungen stellen nur Vorschläge für ein Zirkeltraining dar. Sie können nach Belieben getauscht werden. Es sollte allerdings darauf geachtet werden, dass nicht zwei Übungen nacheinander geschaltet werden, die dieselbe Muskelgruppe ansprechen.

Ellbogenstrecker, Ellbogenbeuger, Trapezmuskel und breiter Rückenmuskel

Durchführung: Die Teilnehmer müssen im Stütz von einer Seite des Parallelbarrens bis zur anderen hangeln. Wenn sie auf der Gegenseite angekommen sind, dürfen sie kurz absetzen, bevor sie in die andere Richtung zurückhangeln. Für jede erreichte Strecke erhalten sie einen Punkt (von einer Seite zur anderen).

Hinweis: Es sollten Start- und Zielmarkierungen an den Holmen angebracht werden, damit jeder die gleiche Entfernung zurückzulegen hat. Hierfür eignen sich einfache Klebestreifen.

Variation: Um die Übung zu erleichtern, können drei kleine Kästen als Hilfen verwendet werden. Einer steht dann in der Mitte des Barrens, einer an jedem Ende. Die Teilnehmer müssen sich auf einen Kasten stellen, mit den Armen auf dem Holm abstützen und bis zum nächsten Kasten schwingen. Dort können sie kurz absetzen, bevor es weitergeht. Sollte die Abwandlung immer noch zu schwer sein, kann auch einfach die Stützposition während der Belastung gehalten werden.

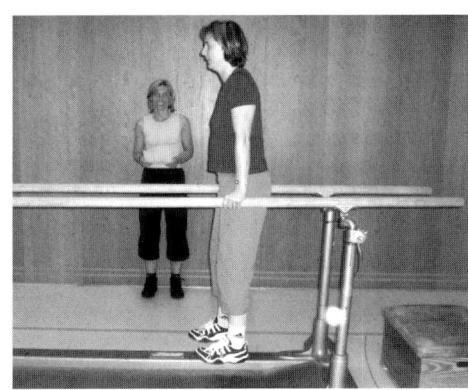

Kniestrecker

Durchführung: Zunächst muss eine Sitzgelegenheit aufgebaut werden, die eine Höhe von ca. 80cm besitzt (Stuhl, Kasten, Mattenberg). Der Trainierende stellt sich rücklings davor, senkt das Gesäß so weit ab, dass er die Sitzgelegenheit kurz berührt und streckt sich wieder. Jedes Absenken wird als ein Punkt gewertet.

Hinweis:
- Damit die Teilnehmer die Beine zwischendurch wirklich strecken, kann der Partner einen Stab hochhalten, dessen Spitze nach jedem Absenken berührt werden muss. Ein angebrachtes Tuch erleichtert die Kontrolle.
- Außerdem ist es bei dieser Übung wichtig, die Übenden darauf hinzuweisen, mit geradem Oberkörper in die Knie zu gehen.
- Die Höhe der Sitzgelegenheit muss bei kleineren oder größeren Teilnehmern so abgewandelt werden, dass der Winkel im Kniegelenk minimal 100° beträgt.

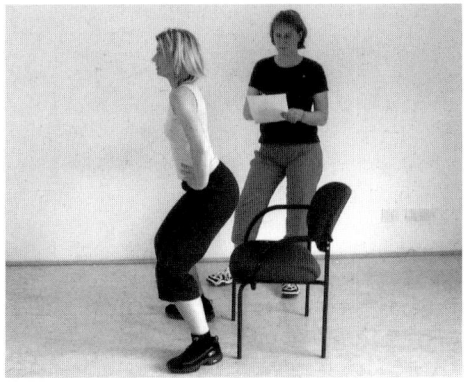

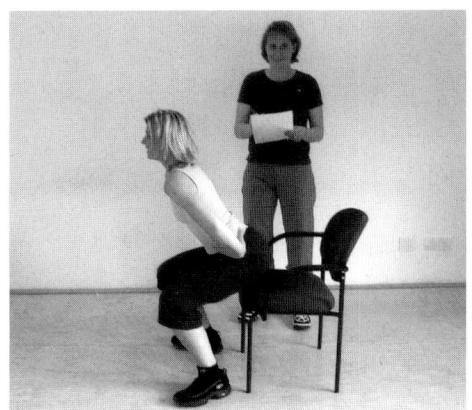

Übungseinheiten zu bestimmten Themen

Brustmuskulatur, Ellbogenstrecker und Deltamuskel
Durchführung: An dieser Station werden Gesundheitsliegestütz (d.h. Liegestütz mit verkürztem Hebel) durchgeführt. Eine vollendete Bewegung (Absenken und Aufrichten) wird als Punkt angesehen.
Hinweis: Der Partner kann die Rückenhaltung gegebenenfalls durch das Anhalten eines Stabes korrigieren.

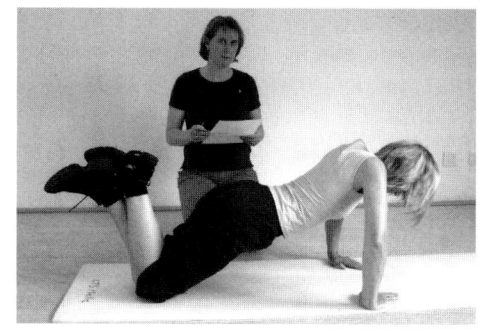

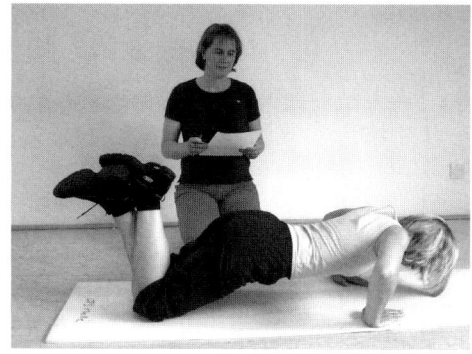

Rückenstrecker
Durchführung: Der Trainierende erhält einen Stab, den er mit beiden Händen festhält. In der Bauchlage wird die weiter vorne beschriebene Grundposition eingenommen. Dann wird der Stab vorgeschoben und wieder an den Körper herangezogen. Für diese Bewegung gibt es einen Punkt.
Hinweis: Der Oberkörper darf nicht zu hoch gehoben werden.
Variation: Um zu vermeiden, dass die Arme nicht weit genug gestreckt werden, kann auch ein Ball als Hilfsmittel genommen werden, mit dem z.B. die Hände des Partners oder eine Wand berührt werden muss.

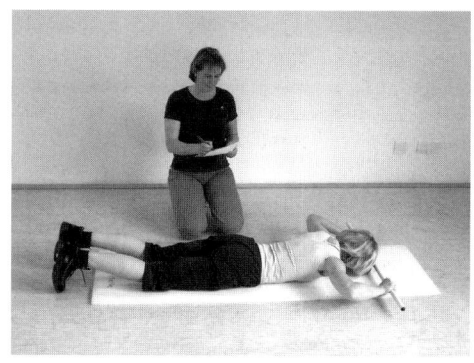

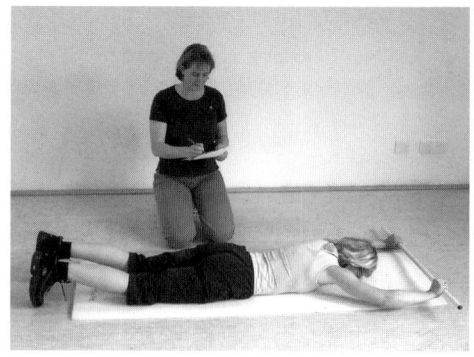

Für Jugendliche

Gerade Bauchmuskulatur

Durchführung: Aus der Rückenlage schiebt der Übende einen Ball an den Oberschenkeln entlang bis zu den Knien und richtet sich dabei immer ein Stückchen weiter auf. Anschließend bewegt er sich wieder nach unten, legt den Oberkörper aber nicht ganz ab und kommt dann wieder hoch. Aufrichten und Absenken gilt als komplette Bewegung und damit als ein Punkt.

Hinweis: Der Blick sollte immer in Richtung Hallendecke gewandt werden. Außerdem darf die Lendenwirbelsäule den Boden nicht verlassen.

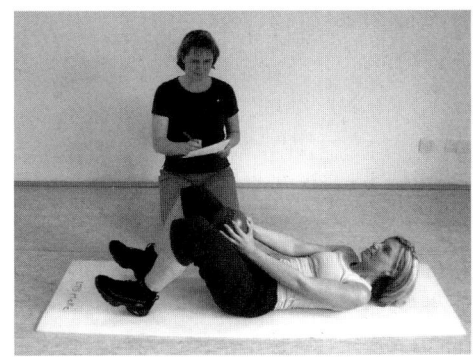

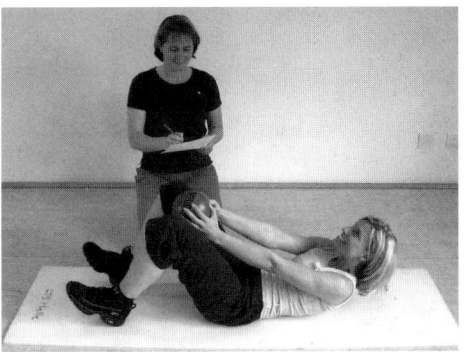

Abschluss: Anspannen – Entspannen

Durchführung: Ein Teilnehmer liegt in Rücken- oder Bauchlage auf einer Matte. Dort, wo sein Partner die Hand auflegt, soll die Muskulatur kurz angespannt werden.

Hinweis: Mit geschlossenen Augen fällt es den Jugendlichen oft leichter, sich auf einzelne Körperregionen zu konzentrieren.

Variation: Sofern die Aufgabenstellung gut erfüllt wird, können auch zwei Bereiche zur gleichen Zeit angesprochen werden.

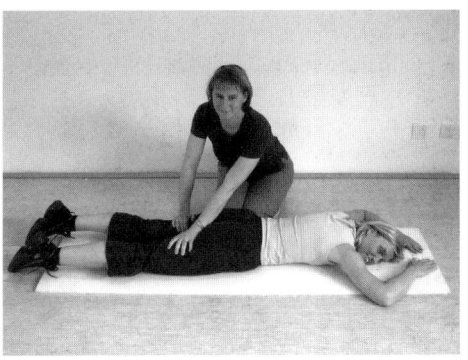

Übungseinheiten zu bestimmten Themen

Auf einen Blick

Aufwärmung

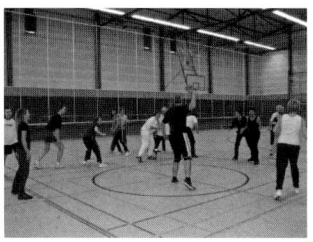

Zombieball

Hauptteil: Zirkeltraining

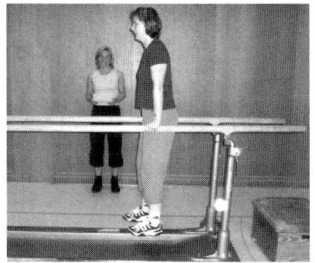

Obere Extremität

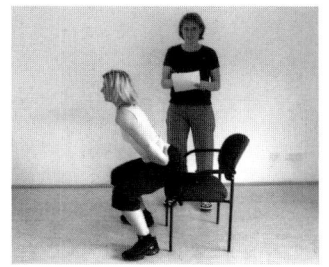

Kniebeuger

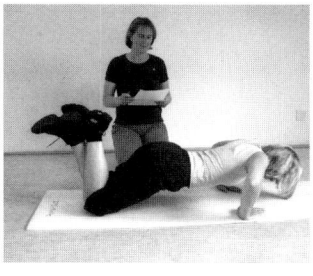

Brustmuskulatur, Ellbogenstrecker, Deltamuskel

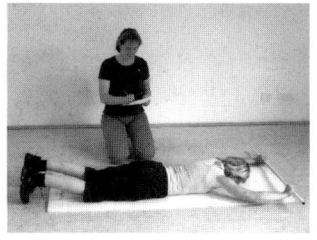

Rückenstrecker

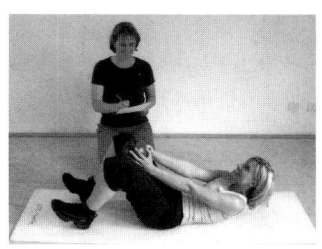

Gerade Bauchmuskulatur

Abschluss: Körperwahrnehmung

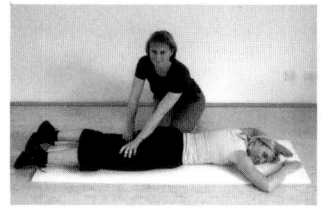

Anspannen - Entspannen

3.4.3 Funktionelle Gymnastik auf engem Raum

Aufwärmung:

Bewegungsformen am Platz
Durchführung: Alle Teilnehmer stellen sich im Kreis auf und führen nach Anweisungen des Übungsleiters verschiedene Bewegungsformen an ihrem Platz durch:
- auf der Stelle laufen
- während des Laufens die Füße zum Gesäß heben
- die Knie vor dem Körper hochziehen
- immer einen Schritt nach rechts und dann einen Schritt nach links hüpfen
- einen Schritt vorhüpfen und einen wieder zurück
- auf der Stelle hopsen und dabei mit den Fersen im Wechsel vor dem Körper auf den Boden tippen
- mit den Fußspitzen hinter dem Körper auf den Boden tippen

Variation: Die Intensität kann durch zusätzliche Armbewegungen intensiviert werden.

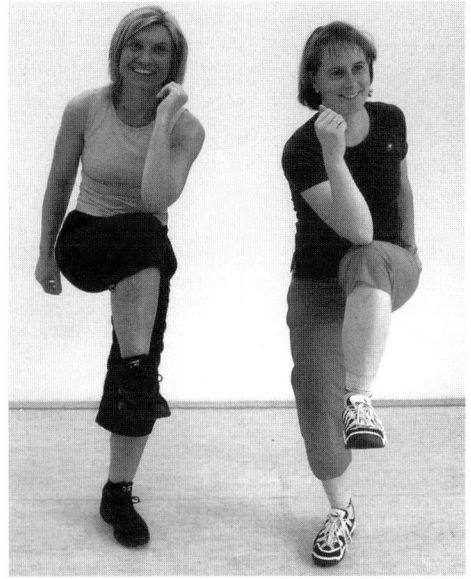

Pferderennen
Durchführung: Die Teilnehmer befinden sich immer noch in der Kreisaufstellung. Die Arme werden über die Schultern der Nachbarn gelegt. Nach den Kommandos des Übungsleiters absolvieren sie ein Pferderennen.
- Die Pferde begeben sich in die Startbox. Sie sind schon ganz nervös. (Die Teilnehmer beginnen, auf der Stelle zu trippeln.)
- Der Startschuss fällt. Die Pferde stürmen aus der Box. (Mit kleinen schnellen Schritten laufen die Teilnehmer auf der Stelle weiter.)
- Sie kommen an ein Hindernis, das sie überspringen müssen. (Alle springen gleichzeitig einmal in die Luft und laufen dann weiter.)
- Als Nächstes ist der Doppelochser an der Reihe. (Die Teilnehmer müssen zweimal nacheinander hochspringen.)
- Anschließend folgt der Wassergraben. (Zunächst hüpfen alle einmal in die Luft, um anschließend in die Hocke zu gehen.)
- Die Pferde laufen weiter und kommen an der Zuschauertribüne vorbei. (Die Teilnehmer bleiben kurz stehen, legen die Hand über die Augen und ahmen die Zuschauer nach, die die Pferde mit ihren Blicken verfolgen.)

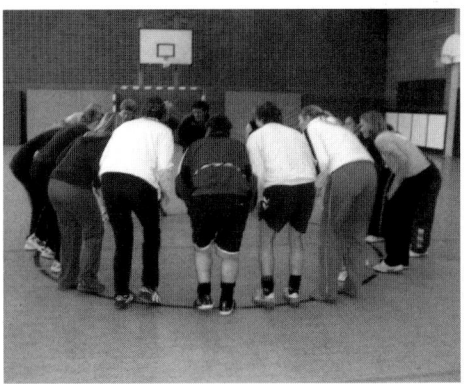

- Endlich sind die Pferde auf der Zielgeraden. Sie starten ihren Endspurt und kommen alle ins Ziel. (Zum Schluss müssen alle noch einmal ganz schnell auf der Stelle trippeln. Sobald sie das Ziel erreicht haben, werfen sie die Arme in die Luft und rufen laut: Hurra!)

Variation: Um die Aufwärmzeit zu verlängern, können natürlich auch zwei oder mehr Runden durchlaufen werden. Allerdings darf dann nicht von Anfang an mit vollem Tempo gestartet werden.

50+: Sofern es für die Gruppe sinnvoller erscheint, das Hochspringen wegzulassen, können alternative Bewegungsformen eingesetzt werden. Zum Beispiel könnten folgende Anweisungen Verwendung finden:

- Anstelle *eines* Wassergrabens können *mehrere* eingebaut werden, so dass die Teilnehmer mehrmals in die Knie gehen müssen.
- Die Pferde wollen sehen, was noch vor ihnen liegt und recken sich weit nach oben.
- Langsam wird es eng auf der Bahn. Die Pferde beginnen, sich durch leichtes Rempeln Platz zu verschaffen. (Die Teilnehmer schubsen ihre Nachbarn leicht mit den Schultern an.)

Hauptteil: Kräftigung in Partnerarbeit

Ellbogenstrecker und Ellbogenbeuger
Durchführung: Die Partner stehen sich in aufrechter Position gegenüber. Die Ellenbogen werden leicht in den Bauch gestemmt und die Unterarme werden so weit angezogen, dass ungefähr ein 90°-Winkel erreicht wird. Partner A dreht die Handflächen nach oben und Partner B legt die Handkanten auf die Handflächen von Partner A. Auf Kommando üben beide Widerstand gegen die Hände des anderen aus.
Hinweis: Manchmal neigen die Teilnehmer dazu, den Oberkörper leicht nach vorn zu neigen, um mehr Kraft ausüben zu können. Hier sollte der Übungsleiter korrigierend eingreifen.
Variation: Verändert wird die Übung durch alternative Handhaltungen. Sobald die Teilnehmer beide den Daumen nach oben weisen lassen und die Hände nach innen bzw. nach außen wegzudrücken versuchen, werden zusätzlich noch Trapez- und Rautenmuskel angesprochen.

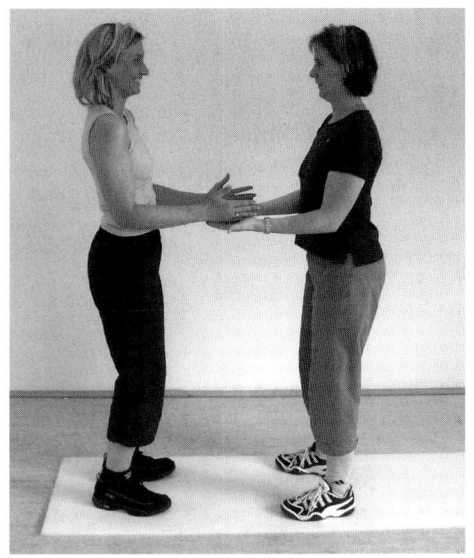

Kniestrecker
Durchführung: Die Partner stellen sich Rücken an Rücken in eine aufrechte Standposition. Dann beugen sie gemeinsam die Knie und senken das Gesäß ab.
Hinweis: Die Füße müssen weit nach vorn gestellt werden, um in die Knie gehen zu können. Zur Sicherheit kann man sich mit den Armen noch leicht am Partner festhalten. Der Winkel im Kniegelenk darf auch hier 90° nicht unterschreiten.
Variation: Durch das Abheben eines Beines in der Beugehaltung kann die Ausführung zusätzlich erschwert werden. Zu diesem Zweck müssen die Füße allerdings dicht zusammengestellt werden, damit das Gewicht auf ein Bein verlagert werden kann.

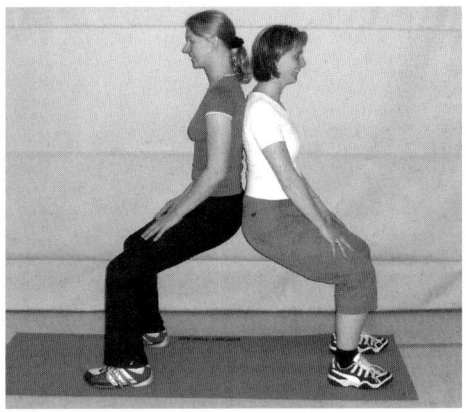

Ganzkörperkräftigung
Durchführung: Partner A begibt sich in den Vierfüßlerstand und spannt seine Muskulatur an. Partner B versucht daraufhin, durch leichtes Schieben und Ziehen das Gleichgewicht zu stören.
Hinweis: Es darf von verschiedenen Seiten gedrückt werden. Allerdings nicht schwungvoll, da der Partner nicht ganz umgeworfen werden soll. Während der Ausführung hat Partner B ebenfalls die Aufgabe, immer wieder die korrekte Position zu überprüfen.

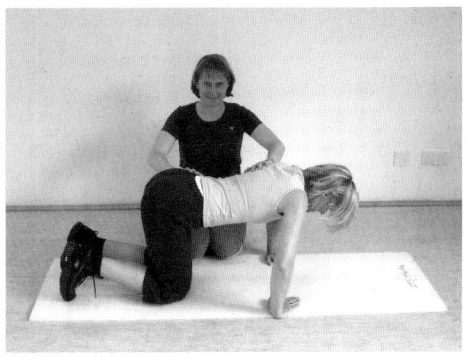

Übungseinheiten zu bestimmten Themen

Kniebeuger
Durchführung: Partner A begibt sich in die Bauchlage. Ein Bein liegt gestreckt am Boden. Nur das Knie und der Fuß berühren diesen. Das andere Bein wird leicht angewinkelt ein kleines Stück vom Boden gelöst, bis die Fußsohle zur Decke zeigt. Nun legt Partner B die Hände auf die Fußsohle, damit Partner A Widerstand dagegen ausüben kann.
Hinweis: Um möglichst viel Kraft als Gegendruck aufzubringen, ist es sinnvoll, sich aus dem Stand auf den Fuß zu stützen und nicht aus dem Sitz.

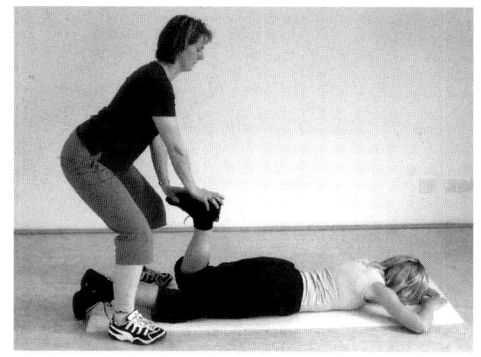

Adduktoren
Durchführung: Beide Partner setzen sich mit angewinkelten Beinen gegenüber auf eine Matte, so dass einer die Beine außen, der andere die Beine innen hat. Auf Kommando üben sie mit den Beinen Widerstand gegeneinander aus.
Hinweis: Um die Körperhaltung stabil zu lassen, können sich die Teilnehmer mit den Händen hinter dem Rücken abstützen.
Variation: Erschwert wird die Übung, wenn das Abstützen nicht erlaubt ist. Dadurch werden auch Bauch- und Rückenmuskulatur angesprochen, um den Rumpf aufrecht zu halten.

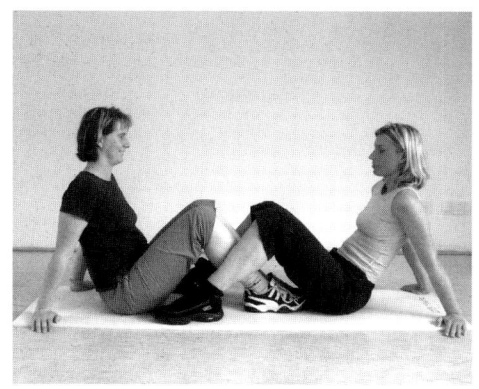

Abschluss: Herbstregen (Entspannung)

Durchführung: Jeder Teilnehmer sucht sich eine bequeme Position. Nach einer kurzen Einleitung, erzählt der Übungsleiter folgende Geschichte:
Stelle Dir vor, es ist Herbst. Draußen regnet es. Du sitzt gemütlich im Wohnzimmer hinter dem Fenster und schaust Dir das Treiben da Draußen an.
Unaufhörlich fallen die Tropfen. Du kannst ihr stetiges Prasseln hören: Mal laut, wenn sich der Regen verstärkt, mal leiser, wenn er nachlässt.
Der Wind, der den Regen begleitet, bewirkt, dass die Blätter noch zusätzlich rauschen.
Vereinzelt kannst Du noch Vogelstimmen wahrnehmen. Allerdings haben sich die meisten Vögel vor Regen und Wind in Sicherheit gebracht. Eigentlich genauso wie Du. Denn auch Du siehst Dir das Treiben aus dem sicheren Schutz des Hauses an. Vielleicht hältst Du dabei einen heißen Tee in der Hand, um Dich zu wärmen.

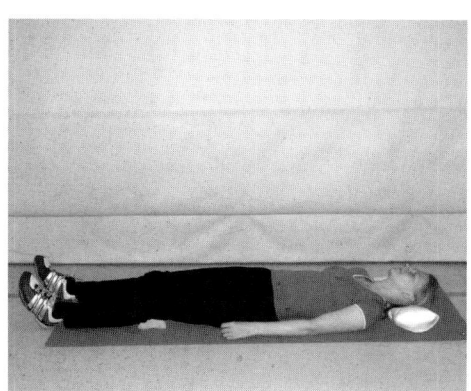

Du beobachtest, wie der Regen langsam nachlässt. Nur vereinzelte Tropfen fallen vom Himmel und von den Bäumen, bis auch diese verstummen und nur noch das Rauschen der Blätter im Wind zu hören ist. Kannst Du es hören?

Die Vögel werden wieder mutiger und erheben ihre Stimmen. Das Zwitschern wird begleitet von den ersten zaghaften Sonnenstrahlen, die sich den Weg durch die Wolken bahnen und diese zunehmend verdrängen. Du merkst, wie sie den Weg durch Dein Fenster finden und Dich langsam wärmen. Zunächst nur ganz leicht an der Oberfläche der Haut, dann immer intensiver, bis die Wärme Dein Innerstes erreicht hat. Spürst Du die Wärme in Deinem Bauch? In Deiner Brust?

Was ist mit Deinen Armen und Deinen Beinen? Merkst Du auch hier ein kuschelig warmes Gefühl?

Versuche, diese Wärme noch für einen Moment zu bewahren und merke Dir dieses wohlige Gefühl, wenn wir die Entspannung gleich beenden.

Übungseinheiten zu bestimmten Themen

Auf einen Blick

Aufwärmung

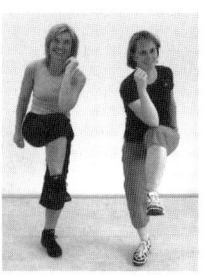

Bewegungsformen

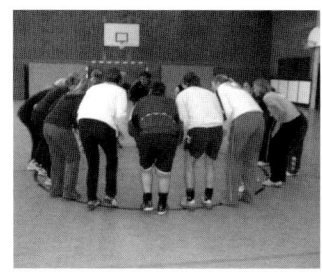

Pferderennen am Platz

Hauptteil: Kräftigung in Partnerarbeit

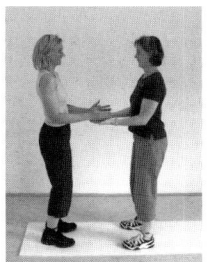

Ellbogenstrecker,

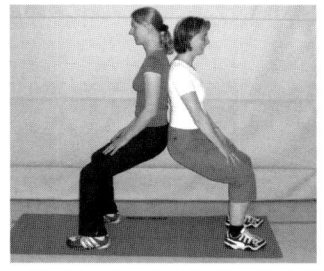

Kniestrecker, Ellbogenbeuger

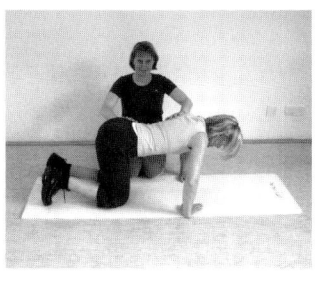

Ganzkörperkräftigung

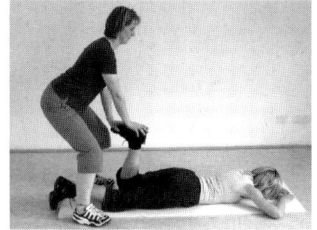

Kniebeuger

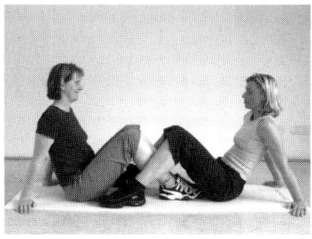

Adduktoren

Abschluss: Entspannung

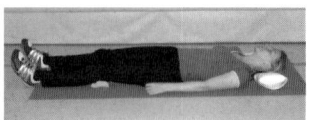

Herbstregen

3.4.4 Ganzkörperkräftigung I

Aufwärmung: Namen rufen

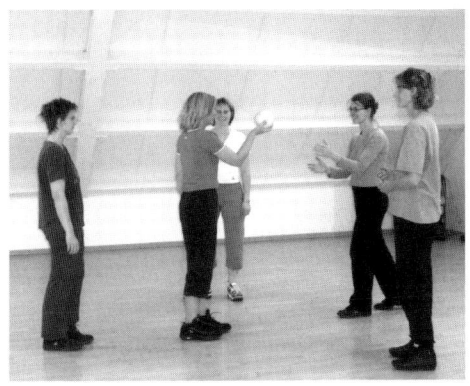

Durchführung: Nach einer kurzen selbstständigen Warmlaufphase bewegen sich die Teilnehmer im Kreis um einen Mitspieler herum. Dieser wirft einen Ball in die Luft, ruft den Namen eines Gruppenmitgliedes und ordnet sich in den Kreis ein. Derjenige, der aufgerufen wurde, begibt sich in die Mitte des Kreises und ruft den nächsten Teilnehmer auf.
Hinweis: Um das Spiel nicht langweilig werden zu lassen, sollten Laufvariationen wie Seitwärtslaufen, Rückwärtslaufen usw. mit eingebaut werden.
Variationen:
- Bei Gruppen, die sich noch nicht so gut kennen, kann das Spiel als Kennenlernspiel Verwendung finden. Es sollten dazu allerdings Namensschilder getragen werden.
- Gruppen, die sich sehr gut kennen, können zusätzliche Kriterien nennen. Hier einige Beispiel:
  - Wer war im Urlaub in Italien?
  - Wer ist nach längerer Auszeit heute wieder dabei?
  - Wer ist letzte Woche Oma geworden?
- Außerdem können Zusatzaufgaben gegeben werden wie beispielsweise die Aufforderung, dass der Ball gefangen werden muss, bevor er den Boden berührt.

50+: Bei älteren Teilnehmern sollte die vorherige Warmlaufphase unbedingt berücksichtigt werden. Außerdem kann bei Bedarf die Einschränkung erfolgen, dass nur gewalkt und nicht gelaufen werden soll, um schnelle Starts zur Mitte zu verhindern.

Hauptteil: Ganzkörperkräftigung

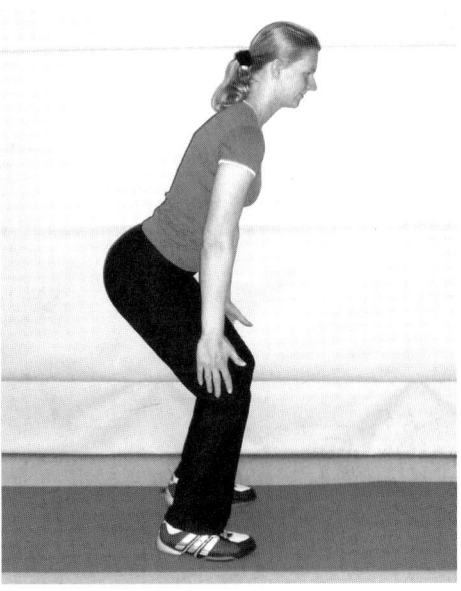

Übung 1:
Durchführung: Aus der aufrechten Standposition gehen die Teilnehmer langsam in die Knie. Anschließend beugen sie den Oberkörper gerade nach vorn, legen die Handflächen von außen an die Knie und üben damit Widerstand gegen sie aus.
Hinweis: Die Ellenbogen sollen am Körper gehalten werden. Außerdem ist auf eine gerade Rückenhaltung zu achten.

Übungseinheiten zu bestimmten Themen

Übung 2:
Durchführung: Aus der Seitlage stemmen sich die Teilnehmer im einarmigen Unterarmstütz vom Boden hoch. Dabei sollten sie vom Kopf bis zu den Füßen eine gerade Linie bilden.
Variation: Die Übung kann mit Hilfe zweier Varianten erschwert werden:
- durch das zusätzliche Abheben eines Beines
- durch das Abstützen auf der Hand an Stelle des Unterarmes

50+: Die Übung kann erleichtert werden, indem die Teilnehmer die Unterschenkel anbeugen und damit den Hebel verkürzen.

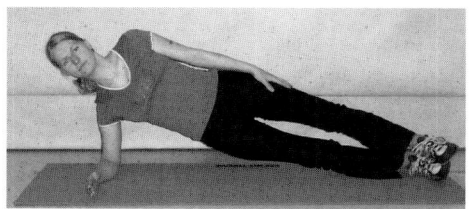

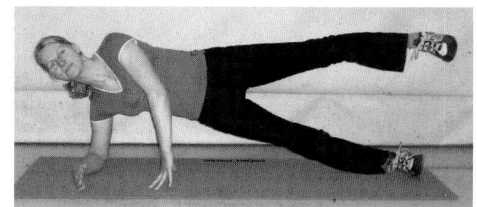

Übung 3:
Durchführung: Aus der Bauchlage drücken sich die Teilnehmer in den beidarmigen Unterarmstütz hoch. Auch hier sollten sie vom Kopf bis zu den Füßen eine möglichst gerade Linie erreichen.
Variation: Erschwert wird die Ausführung durch das wechselseitige Abheben der Beine.
50+: Wenn die Übung zu schwer ist und eine gerade Rückenhaltung nicht eingehalten werden kann, sollten auch hier das Anheben der Unterschenkel und damit ein Abstützen auf den Knien erfolgen.

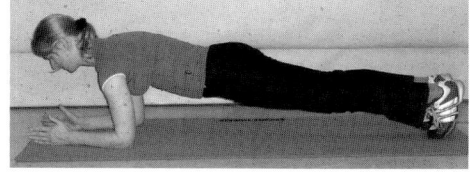

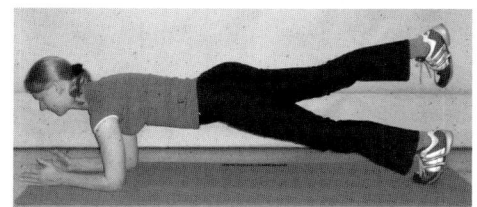

Übung 4:
Durchführung: Die Teilnehmer gehen in die Position des Vierfüßlerstandes und heben das rechte Bein ab. Gleichzeitig üben sie mit der linken Hand Druck gegen das linke Knie aus. Nach Beendigung werden die Seiten natürlich gewechselt.
Hinweis: Der Rücken darf trotz des Zurücknehmens des Armes nicht rund gemacht werden.

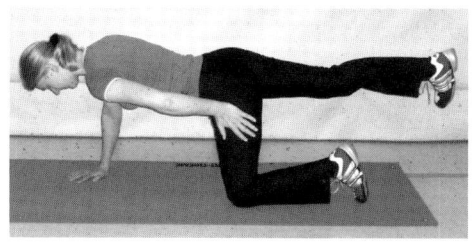

Ganzkörperkräftigung I

Übung 5:
Durchführung: Die Teilnehmer begeben sich in die Rückenlage und stellen die Beine an. Ein Arm liegt seitlich neben dem Körper, wobei die Handfläche nach oben zeigt. Die andere Hand wird seitlich an die Schläfe gelegt, bevor der Kopf leicht abgehoben wird. Zusätzlich heben die Teilnehmer noch ein Bein vom Boden ab und strecken es nach vorn in Richtung Boden.
Hinweis: Rücken und Ferse sollten in die Matte gedrückt werden. Außerdem ist darauf zu achten, dass der Kopf in Verlängerung der Wirbelsäule zu halten ist.
Variation: Erschwert wird die Ausführung, wenn auch der am Boden befindliche Arm in die Matte gedrückt wird.

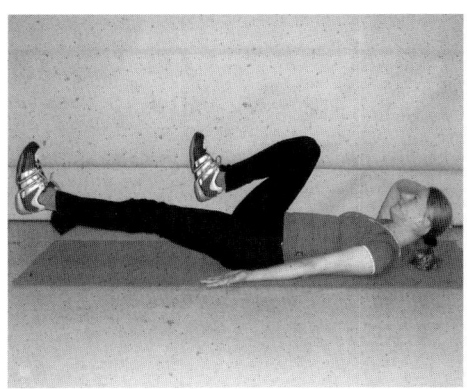

Abschluss: Flugträume (Entspannung)

Durchführung: Jeder Teilnehmer sucht sich eine bequeme Position auf seiner Matte und lauscht der folgenden Reise:

Begebe Dich in eine Dir angenehme Position. Schließe die Augen und verbanne alle Alltagsgedanken aus Deinem Kopf. Zusammen wollen wir jetzt eine Flugreise erleben. Wer bereits geflogen ist, verbindet damit vielleicht Erinnerungen an den letzten Urlaub. Alle, die sich noch nicht in die Lüfte erheben durften, werden gleich einen kleinen Einblick bekommen, wie es sein könnte.
Versetze Dich in Gedanken in das Innere eines Flugzeuges. Du hast einen Fensterplatz bekommen. Die kleine

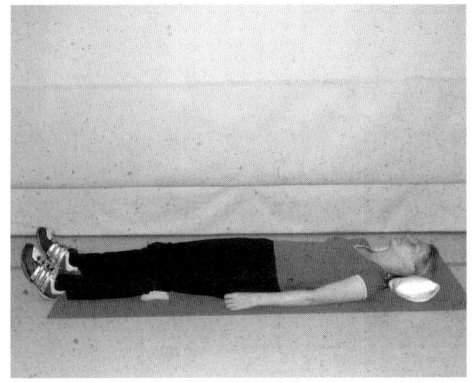

Luke befindet sich direkt neben Dir. Die Einführung der Flugbegleiterin und des Piloten sind beendet und die Maschine rollt Richtung Startbahn. Langsam beginnt es in Deinem Bauch zu kribbeln. Du bist ein wenig nervös, ob auch alles gut geht. Du verdrängst diese Gedanken jedoch, als das Flugzeug schneller und schneller wird. Die Spitze hebt ab. Du wirst in Deinen Sitz gedrückt und erlebst dadurch einen Teil der unwahrscheinlichen Kraft, die der Maschine in die Luft verhilft. Immer noch steigt sie in die Höhe und lässt alles auf der Erde immer winziger erscheinen. Der steile Anstieg des Flugzeuges hat mittlerweile nachgelassen. Nur sanft steigert es die Flughöhe, so dass Du alles gemütlich verfolgen kannst, ohne in den Sitz gepresst zu werden. Plötzlich durchstößt die Maschine die Wolkendecke. Alles, was Du jetzt noch erkennen kannst, sind von der Sonne angestrahlte weiße Wolken, die aussehen wie ein riesiger Watteberg. Der endlose blaue Himmel verleiht dem Anblick etwas Unwirkliches. Überlasse Dich noch einen Moment diesem Anblick. Vielleicht verbindest Du damit eigene, schöne Erinnerungen. (Erzählpause, in der Entspannungsmusik eingespielt werden kann)
Langsam ist es an der Zeit, von der Reise zurückzukehren. Das Flugzeug verliert an Höhe. Häuser, Bäume, Straßen werden erkennbar. Die Startbahn kommt in Sicht. Behutsam setzt die Maschine auf und drosselt ihre Geschwindigkeit. Du bist froh, wieder sicher auf der Erde angekommen zu sein. Versuche dennoch, dieses Gefühl von Freiheit und Weite, das Du vielleicht empfunden hast, mit aus der Entspannung herauszunehmen.
Wenn Du soweit bist, kannst Du Dich langsam räkeln und strecken. Öffne dann die Augen und richte Dich vorsichtig auf. Besinne Dich einen Moment und sei wieder hier.

Übungseinheiten zu bestimmten Themen

Auf einen Blick

Aufwärmung

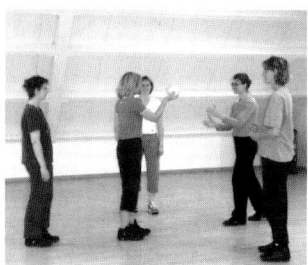

Namen rufen

Hauptteil: Ganzkörperkräftigung

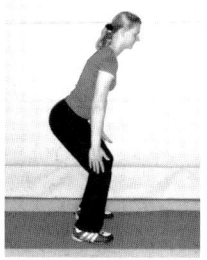 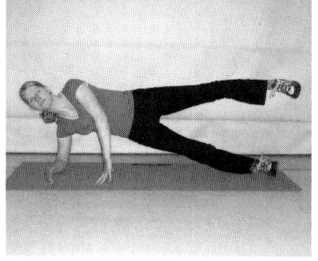 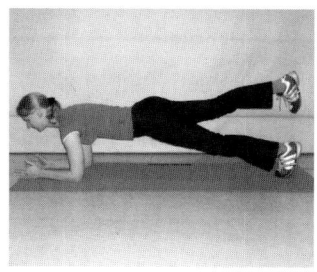

1.   2.   3.

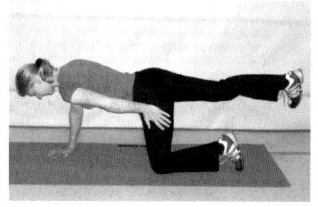 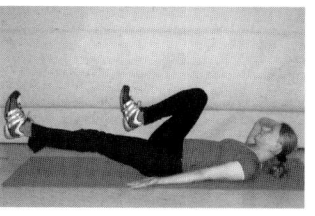

4.   5.

Abschluss: Entspannung

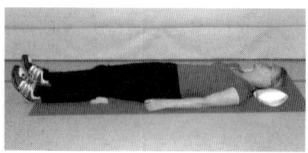

Flugträume

3.4.5 Ganzkörperkräftigung II

Aufwärmung:
Reifen drehen in der Gruppe
Durchführung: Alle Teilnehmer erhalten einen Reifen und beginnen damit, diesen an irgendeinem Platz in der Halle zu drehen. Sobald sie ihn in Bewegung gesetzt haben, müssen sie zum nächsten Reifen laufen, um ihn weiterzudrehen, damit er nicht auf den Boden fällt. Ziel des Spiels ist es, alle Reifen in Bewegung zu halten.
Hinweis: Ein Reifen darf nicht zweimal nacheinander von demselben Teilnehmer gedreht werden.
Variation: Zusätzlich können Laufvariationen wie Seitwärtslaufen, Rückwärtslaufen oder Hoppserlauf mit eingebaut werden.

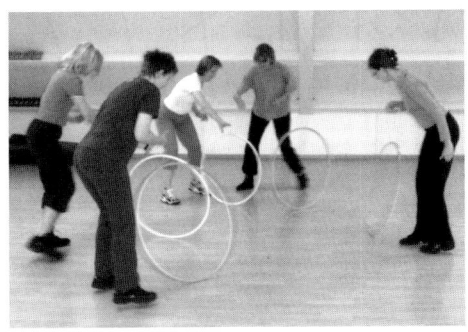

Hauptteil: Ganzkörperkräftigung

Übung 1:
Durchführung: Die Teilnehmer begeben sich in die Rückenlage und stellen beide Beine an. Die Arme liegen seitlich neben dem Körper, wobei die Handflächen nach oben zeigen. Dann wird das Gesäß vom Boden abgehoben und die Beine im Wechsel vom Boden gelöst.
Variation: Etwas schwieriger kann die Übung gestaltet werden, indem die Arme in Schulterhöhe oder gestreckt über dem Kopf abgelegt werden. Zusätzlich kann das Gesäß leicht auf- und abwärts bewegt werden.

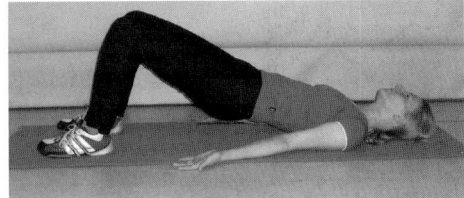

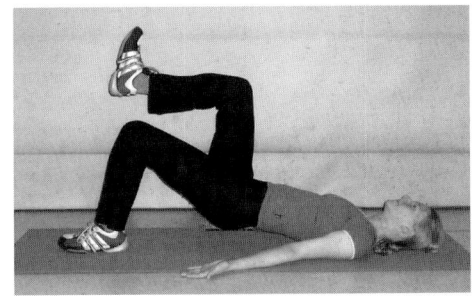

Übungseinheiten zu bestimmten Themen

Übung 2:
Durchführung: Aus der Rückenlage stemmen sich die Teilnehmer im beidarmigen Unterarmstütz vom Boden hoch. Dabei sollten sie vom Kopf bis zu den Füßen eine gerade Linie bilden.
Hinweis: Der Kopf sollte auch hier in Verlängerung der Wirbelsäule gehalten werden. Zusätzlich ist es wichtig, die Teilnehmer auf die Aufrichtung des Brustbeines hinzuweisen.
Variation: Die Übung kann mit Hilfe zweier Varianten erschwert werden:
- durch das zusätzliche Abheben eines Beines
- durch das Abstützen auf der Hand an Stelle des Unterarmes

50+: Die Übung kann erleichtert werden, indem die Teilnehmer sich mit den Armen auf einem kleinen Kasten abstützen.

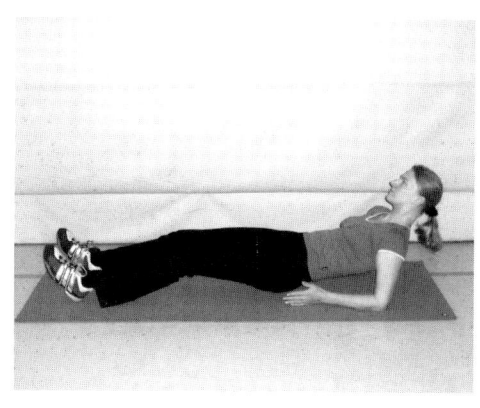

Übung 3:
Durchführung: Die Teilnehmer gehen in den Unterarmstütz, wobei sie das Gesäß anheben und sich wie beim Vierfüßlerstand zunächst auf den Schienbeinen abstützen. Dann werden die Knie leicht vom Boden abgehoben und die Spannung gehalten.
Variation: Erschwert wird die Ausführung durch das wechselseitige Abheben der Beine.
50+: Wenn das längere Halten der Spannung zu schwer ist, können die Teilnehmer die Knie auch nur für einen kurzen Moment vom Boden lösen, bevor sie sie wieder abstellen und die Übung damit dynamisch durchführen.

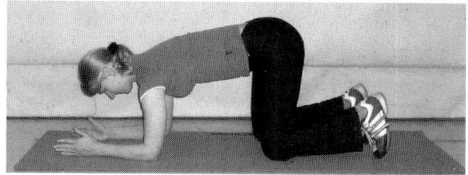

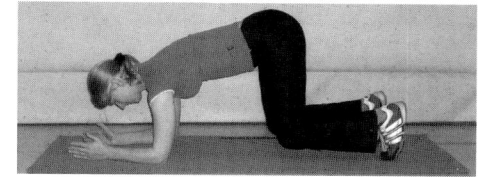

Ganzkörperkräftigung II

Übung 4:
Durchführung: Die Teilnehmer begeben sich in die Bauchlage. Die Beine liegen gestreckt am Boden. Nur das Knie und der Fuß berühren diesen. Kopf und dem Arm der Gegenseite werden vom Boden gelöst. Gleichzeitig wird mit der freien Hand seitlicher Widerstand gegen das Becken ausgeübt.
Hinweis: Da die korrekte Durchführung nicht ganz einfach ist, kann die Erläuterung der Übung auch in zwei Schritten erfolgen:
- Abheben von Kopf, Arm und Bein
- Zusätzlicher Spannungsaufbau mit der freien Hand

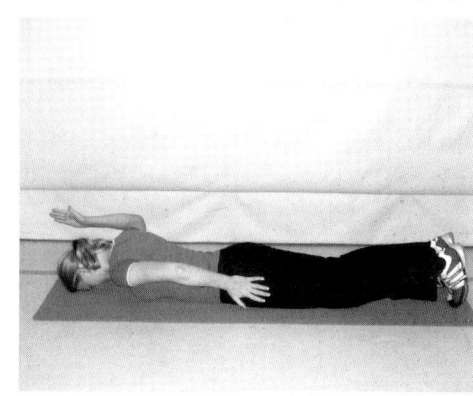

Übung 5:
Durchführung: Die Teilnehmer begeben sich in den Vierfüßlerstand. Das rechte Bein wird abgehoben und die linke Hand übt leichten Widerstand gegen die Schläfe aus. Dann verlagern die Teilnehmer das Körpergewicht im Wechsel vom Arm zum Bein und zurück.
Hinweis: Die Übung sollte langsam und kontrolliert durchgeführt werden.
Variation: Um die Richtung zu verdeutlichen, in die das Gewicht verlagert werden soll, kann der Übende auch Widerstand gegen einen Partner ausüben: Zum einen erfolgt der Druck mit dem Fuß nach hinten gegen die Hand des Partners. Zum anderen kann die Hand von der Schläfe genommen werden und damit nach vorn gegen die Hand des Partners gedrückt werden.

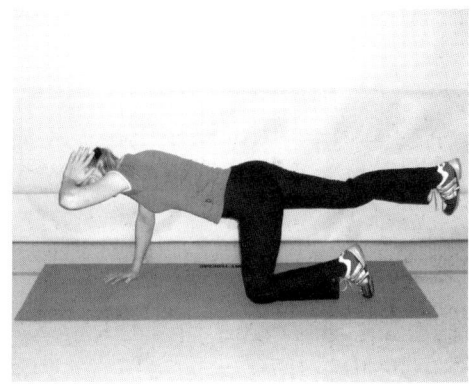

Abschluss: Stille Post

Durchführung: Die Teilnehmer setzen sich in Kleingruppen von 4-8 Teilnehmern hintereinander in eine Reihe. Der Hintermann jeder Gruppe bekommt ein Bild vom Übungsleiter gezeigt, das er durch Nachmalen mit dem Finger an seinen Vordermann weitergeben soll. Sobald das Bild bei dem Ersten in der Reihe angekommen ist, zeichnet dieser auf ein Stück Papier, was bei ihm angekommen ist. Gewonnen hat die Gruppe, die als Erstes das Ausgangsbild geraten hat.
Hinweis: Im Verlauf des Spieles darf nicht gesprochen werden.
Variation: Anstelle einfacher Bilder können auch Buchstaben gezeichnet werden, die am Ende zu einem Wort zusammengesetzt werden müssen.

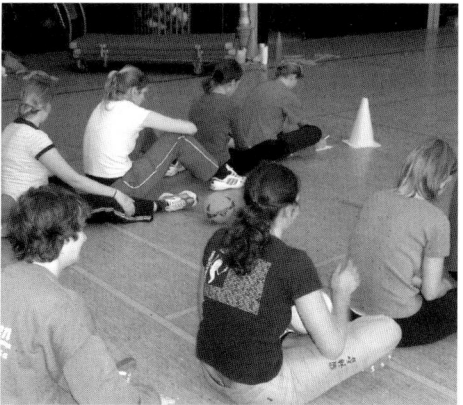

Übungseinheiten zu bestimmten Themen

Auf einen Blick

Aufwärmung

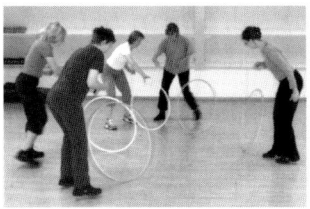

Reifen drehen

Hauptteil: Ganzkörperkräftigung

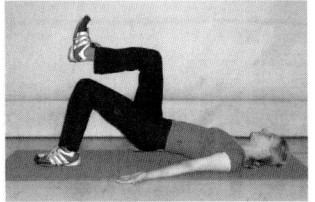

1.

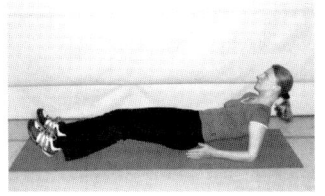

2.

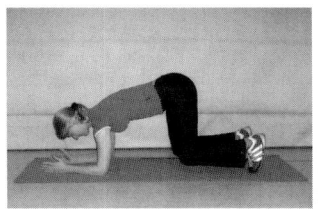

3.

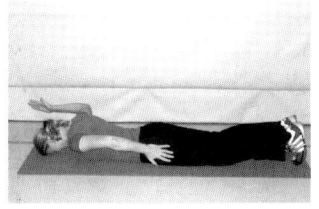

4.

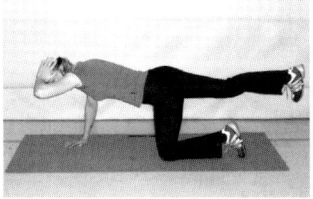

5.

Abschluss

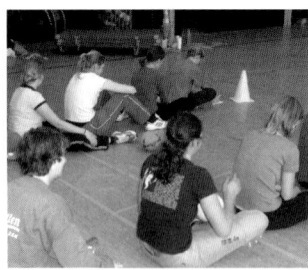

Stille Post

4. Spiel- und Übungsübersicht

4.1 Übersicht der Aufwärmspiele

4.1.1 Laufvariationen mit und ohne Materialien

	Seite
Musik-Stopp-Spiel	15
Bärentanz	20
Wörter laufen	24
Verkehrsüberwachung	33
Bankaerobic	40
Koordinationsübungen mit Pezziball und Theraband	55
Spiel- und Übungsformen mit Reifen	59
Heißer Draht (mit Reifen)	59
Übungsformen mit dem Seil in Einzel- und Partnerarbeit	64
Laufparcours mit freiwilligen Zwischenstationen (auch als Ausdauerspiel verwendbar)	64
Partnerparcours (ebenfalls als Ausdauerparcours verwendbar)	65
Übungsformen mit dem Tennisball	74
Übungsformen mit dem Tennisring	78
Laufvariationen mit dem Theraband	92
Übungsformen mit Handtüchern	102
Laufvariationen mit Zeitungen	114
Bewegungsformen am Platz	133

4.1.2 Aufwärmspiele

Transportstaffel	45
Pezzibällen entkommen	50
Schweinetreiben	70
Chaosball	74
Bingo mit Therabändern	83
Kegeln mit PET-Flaschen	108
Steingeschichten	119
Linienlauf und Lokomotivspiel	123
Zombieball	128
Pferderennen	133
Namen rufen	139
Reifen drehen	143

4.2 Übersicht der Abschluss-Spiele

4.2.1 Entspannung
	Seite
Reise durch den Körper	17
Nackenmassage	48
Ausrollen auf dem Pezziball	53
Massieren mit dem Pezziball	53
Atemübungen mit Zeitungen	117
Die Reise des Steins (Geschichte)	121
Herbstregen (Geschichte)	136
Flugträume (Geschichte)	141

4.2.2 Körperwahrnehmung
Nessie	22
Rücken an Rücken	37
Waschstraße	43
Haltungskorrektur mit Stäben	72
Spannung und Entspannung mit dem Tennisball	76
Tennisringe erspüren	80
Nächtliche Katzenwanderung	126
Anspannen – Entspannen	131
Stille Post	145

4.2.3 Spiele
Pezziballhockey	57
Reise nach Jerusalem (mit Reifen)	62
Geheimdienst unterwegs	96
Therabänder legen	100
Hindernisfangen	112

4.3 Grundlegende Kräftigungsübungen und Dehnprogramme

Bauchmuskulatur
Gerade Bauchmuskulatur: 15, 17, 21, 40, 46, 50, 61, 72, 75, 79, 86, 95, 100, 104
Schräge Bauchmuskulatur: 17, 21, 47, 61, 62, 75, 80, 95, 100

Rückenmuskulatur
16, 17, 26, 47, 55, 56, 62, 75, 78, 86, 94, 100, 103, 110, 116, 119, 120

Brust-Schulter-Armmuskulatur
Brustmuskulatur: 16, 21, 42, 71, 76, 99
Ellbogenbeuger: 42, 48, 55, 70, 71, 93, 98, 109, 135
Ellbogenstrecker: 21, 42, 48, 55, 70, 71, 76, 85, 94, 98, 109, 110, 135
Delta- und Trapezmuskel: 21, 28, 42, 57, 71, 78, 84, 85, 98, 110, 115

Beinmuskulatur und Gesäß-Becken-Hüftmuskulatur
Kniebeuger: 41, 46, 51, 56, 75, 80, 119, 136
Kniestrecker: 27, 52, 56, 60, 72, 96, 103, 111, 115, 120
Gesäßmuskulatur, Abduktoren: 20, 46, 56, 75, 87, 95
Adduktoren: 21, 26, 75, 87, 100, 136
Wadenmuskulatur: 111

Ganzkörperkräftigung
16, 22, 24, 25, 41, 42, 50, 51, 60, 61, 102, 103, 116, 120, 121, 135, 139ff., 143ff.

Dehnprogramme
Dynamisches Dehnen: 28ff., 104f.
Statisches Dehnen: 34f.
AED-Methode: 36ff., 66f., 88f.

5. Literatur

BOECKH-BEHRENS, W.-U./ BUSKIES, W.: Gesundheitsorientiertes Fitnesstraining. Band 1. 2.Auflage. Lüneburg, 1996.
BUSKIES, W.: Sanftes Krafttraining nach dem subjektiven Belastungsempfinden versus Training bis zur muskulären Ausbelastung. Deutsche Zeitschrift für Sportmedizin (1999), 10, S.316-320.
CONRADI, E./ BRENKR, R. (Hrsg.): Bewegungstherapie. Grundlagen, Ergebnisse, Trends. Berlin, 1993.
ENGEL, K.: Fitnesstraining mit dem Physiotape. 2.Auflage. Aachen, 1999.
FREIWALD, J./ KRUSE, S.: Bewegung gegen Osteoporose. Das Aktivprogramm für Vorbeugung und Therapie. Reinbek bei Hamburg, 1995.
FREIWALD, J./ LETUWNIK, S.: Partnergymnastik. Reinbek bei Hamburg. 1994.
GEIGER, L.: Gesundheitstraining. Biologische und medizinische Zusammenhänge. Gezielte Bewegungsprogramme zur Prävention.
JORDAN, A./ HILLEBRECHT, M.: Gymnastik mit dem Pezziball. Übungsprogramme. 2.Auflage. Aachen, 1996.
JORDAN, A./ LINSE, M.: Kräftigen und Dehnen. Aachen, 2002.
KEMPF, H.-D.: Die Rückenschule. Das ganzheitliche Programm für einen gesunden Rücken. Reinbek bei Hamburg, 1996.
MICHAELIS, P.: Moderne Funktionelle Gymnastik. Aachen, 2000.
QUENZER, E./ NEPPER, H.-U.: Funktionelle Gymnastik. Grundlagen. Methoden. Übungen. 2. Auflage. Wiebelsheim, 1999.
SCHMID, C./ GEIGER, U.: Rehatrain. Übungen mit dem Theraband. Stuttgart, Jena, Ulm, Lübeck, 1997.
SEIBERT, W.: Perfektes Körpertraining. Ein Leitfaden für modernes Krafttraining. München, 1994.
WEINECK, J.: Optimales Training. Leistungsphysiologische Trainingslehre unter besonderer Berücksichtigung des Kinder- und Jugendtrainings. Balingen, 1996.
WIEMANN, K./ KLEE, A.: Dehnen und Stretching – Effekte, Methoden, Hinweise für die Praxis. Sport Praxis (1999), 3, S.8-12.
WIEMANN, K./ KLEE, A.: Dehnen und Stretching – Effekte, Methoden, Hinweise für die Praxis (2). Sport Praxis (1999), 4, S.37-41.
WYDRA, G.: Zur Funktionalität der Funktionsgymnastik. Überlegungen zum Umdenken in der Funktionsgymnastik. In: Gesundheitssport und Sporttherapie, 16, S.128-133.
WYDRA, G./ GLÜCK, S.: Zur Effektivität des Dehnens. In: Sport ist Spitze. Nachwuchsleistungssport aktuell – zwischen Computer und Power-Food. Reader zum Sportgespräch/ 18.Internationaler Workshop am 16. und 17. Juni 2003 in Oberhausen. Aachen, 2003.

Alles zu den anatomischen und physiologischen Grundlagen der Funktionellen Gymnastik

Erich Quenzer/Hans-Ulrich Nepper
Funktionelle Gymnastik
Grundlagen - Methoden - Übungen
3. Aufl. 2002, 158 S., 140 Abb., kt.,
EUR 18,40
ISBN 3-7853-1665-8, Best.-Nr. 343-01665

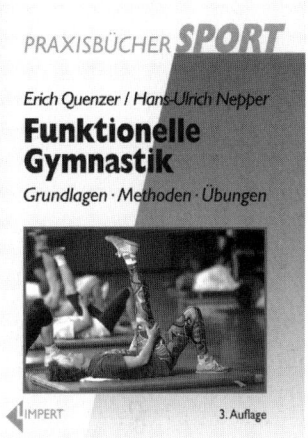

Die beiden Autoren geben einen Einblick in die anatomischen und physiologischen Grundlagen der Funktionellen Gymnastik: Vom Aufbau des passiven Bewegungsapparates und der Skelettmuskulatur, über Funktionen und Strukturen der Muskulatur sowie biomechanische und energetische Aspekte bis hin zu Trainingszielen und -methoden. Abgerundet wird das Buch mit einer Auswahl von Basisübungen zum Kräftigen, Stabilisieren und Dehnen.

Erich Quenzer ist Diplom-Sportlehrer und besitzt die A-Trainer-Lizenz Leichtathletik.

Hans-Ulrich Nepper ist Dozent für Medizinische Trainingstherapie/Physiotherapie.

Beide arbeiten an der Sport- und Gymnastikschule Waldenburg.

LIMPERT Verlag GmbH • Industriepark 3 • 56291 Wiebelsheim
Tel.: 06766/903-160 • Fax: 06766/903-320
e-mail: **vertrieb@limpert.de**
www.sportpraxis.com

LIMPERT PRAXISBÜCHER **SPORT**

Wolfgang Buskies/Nicole Demski
Rückenfitness
2. Aufl. 2004, 140 S., 260 Abb., kt., EUR 14,95
ISBN 3-7853-1695-X, Best.-Nr. 343-01695

Die Autoren zeigen anhand von über 100 Übungen und Spielen, wie durch ein ausgewogenes Kraft-, Dehn-, Mobilisations- und Entspannungstraining aller beteiligten Muskelgruppen das "Volksleiden" Rückenschmerzen vermieden bzw. gelindert werden kann. Rückenkursleiter finden hier Hinweise zum Unterrichtsaufbau und komplette Modellstunden.

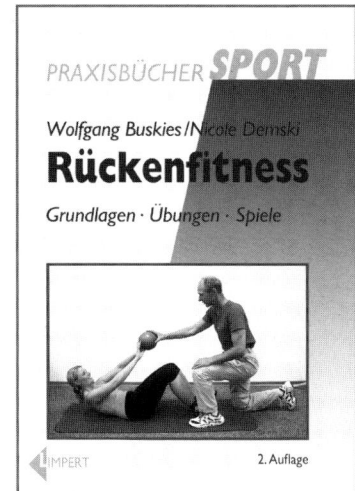

Marcus Trienen/Matthias Goer
Nackenschule
Sanfte Wege zur Beschwerdefreiheit
1. Aufl. 2005, 112 S., zahlr. Abb., kt.,
EUR 9,95
ISBN 3-7853-1691-7, Best.-Nr. 343-01691

Für Übungsleiter, Physiotherapeuten, Krankengymnasten, "Betroffene"

Anja Lange/Silke Sinning
Spiele im Wasser
1. Aufl. 2005, 102 S., zahlr. Abb., kt.
EUR 12,95
ISBN 3-7853-1710-7, Best.-Nr. 343-01710

Für Sportlehrer, Übungsleiter, Bademeister

Wilke/Fessler/Hoeft-Blex
Aquajogging
2. Aufl. 2004, 92 S., zahlr. Abb., kt.,
EUR 14,95
ISBN 3-7853-1688-7, Best.-Nr. 343-01688

Für Übungsleiter und Pysiotherapeuten

Cornelia Bleul-Gohlke
Wassergymnastik
2. Aufl. 2001, 119 S., 230 Abb., kt.
EUR 16,40
ISBN 3-7853-1644-5, Best.-Nr. 343-01644

Für Übungsleiter und Physiotherapeuten

LIMPERT Verlag GmbH • Industriepark 3 • 56291 Wiebelsheim
Tel.: 06766 / 903-160 • Fax: 06766 / 903-320
e-mail: vertrieb@limpert.de
www.sportpraxis.com